运气体质实践录
第一辑

邓杨春 著

全国百佳图书出版单位
中国中医药出版社
·北 京·

图书在版编目（CIP）数据

运气体质实践录.第一辑/邓杨春著.—北京：中国中医药出版社，
2023.12

ISBN 978-7-5132-7302-2

Ⅰ.①运… Ⅱ.①邓… Ⅲ.①运气（中医） Ⅳ.① R226

中国版本图书馆 CIP 数据核字（2021）第 233429 号

中国中医药出版社出版

北京经济技术开发区科创十三街 31 号院二区 8 号楼

邮政编码 100176

传真 010-64405721

河北省武强县画业有限责任公司印刷

各地新华书店经销

开本 880×1230 1/32 印张 5.75 字数 122 千字

2023 年 12 月第 1 版 2023 年 12 月第 1 次印刷

书号 ISBN 978-7-5132-7302-2

定价 36.00 元

网址 www.cptcm.com

服 务 热 线 010-64405510

购 书 热 线 010-89535836

维 权 打 假 010-64405753

微信服务号 zgzyycbs

微商城网址 https://kdt.im/LIdUGr

官方微博 http://e.weibo.com/cptcm

天猫旗舰店网址 https://zgzyycbs.tmall.com

如有印装质量问题请与本社出版部联系（010-64405510）

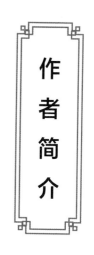

邓杨春（号马纯阳）出身中医世家，北京中医药大学硕士研究生，执业医师，中华中医药杂志、浙江中医药大学学报审稿专家，中西医结合肝病杂志编委。撰写《玄思维与象思维》等20余篇核心期刊论文并发表，主编《学中医 用中医》《学中医 用本草》系列，著《运气传习录》（第一辑、第二辑）运气系列丛书，《伤寒方串解》《伤寒悟读》《伤寒气化论》经方系列丛书，编纂《五运六气临床用药指南》系列运气指南丛书，及《读经典 做临床》等系列图书，完成20余本专著，已有7本面市。追本溯源，深谙易理，善于灵活运用赣派运气学术、运气体质学术，预测分析疾病、疫情走势，认为疾病受到天道、地道、人道、气道四个层面的影响，治病要求本，要找关键点，要有入手处。长期在互联网上做中医药文化的科普宣传，获得广大网友认可及喜爱。

作者微信号

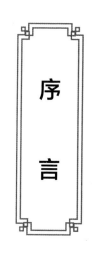

序言

五运六气是中医药学的重要理论，运用五运六气指导临床的专家代不乏人，特别是在传染性疾病的研究中，五运六气理论不可或缺。也有人说"不通五运六气，读遍方书何济"，可以看出五运六气的重要性。

五运六气是按照中国哲学的阴阳五行理论，通过判断气候条件来推测疾病发病的规律，也是《黄帝内经》的重要内容，现在流行的理念是将这种理论用来指导临床用药，比如《三因司天方》的运用，也有不少专家以之作为体质判定的依据，进行体质判定，不仅有扎实的理论基础，也产生了很好的临床效果。

杨春研究五运六气已经有些年头，也出版了《运气传习录》第一辑、第二辑，《五运六气临床用药指南》，获得了读者的认可，在学术上也有一些新的见解。经过实践，他提出由五运六气理论为框架体质学说，把体质分为 10 类，囊括了大部分人的体质特征，通过五行的太过与不及来判断体质，与现在流行的 9 种体质学说、药人体质学说等体质学说有区别，也有共通之处，是中医体质学说的创新。

《运气体质实践录》的写作，是作者思考、总结经验的试探性的创作，书中有理论的探讨，也有实践案例的分析，在阴阳五行的大框架下，研究人体体质，实属难能可贵。杨春是一个上进的年轻学者，中医功底深，临床经验也扎实，善于将中国哲学文化理念运用于理论和临床创新之中，能给人一些别开生面的认识，从这本书中我们也能窥见一二。

　　因工作原因，与作者有交集，索序于我，匆忙之间，作一序言，介绍予诸君，聊作学术交流。

2021. 6. 8

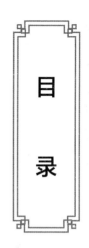

目 录

导论：运气过及体质论

体质学说由来尚矣，或散见于临床经典，或专论在古代典籍，明清以来，论体质者众，而以近代最为繁盛，当代体质学说或分为十，或列为九，或据于临床，或成于理论推断，林林总总皆有所得。笔者自小浸润于医学之徒，亦曾花费十数年时间钻研体质学说，但是总是未能得其中奥妙，总是一憾事。

考当今体质学说，有的得之于临床，故而以八纲辨证为依据，可以用于指导临床实践，可以用于日常养生，但是对于疾病的预测，导致的原因则未能一一精准指出，有所缺憾；有的总结自临床经典，属于发皇古义之作，也于临床实践大有补益，但只是一种临床总结，尚未上升到道的层次；也有五运六气体质者，以患者出生年月的五运六气条件判定患者的体质，虽有一定的准度，但是往往有所偏差；自研究运气学说以来，于体质学说亦无不窥探，其中出入佛老，搜寻百家，探索六壬、奇门遁甲、梅花易数等，皆有所获，但始终未能合归于一。

余历经十余年，经临床而后发现，五运六气体质学者以五运六气条件为因，确定体质，而忽略了人的因素；基于八纲辨证的体质学说，虽重视人的因素，却忽略了天的因素；基于经典的体质总结，重于临床而轻于养生，难合天地之道，试举一例，痰湿体质者何时疾病加重，何时疾病减轻？从一年四季角度来说，长夏季节当加重？抑或冬季加重，抑或夏季加重？皆无一定之理。故而当下体质学说，或以气候天道为因，体质为果；或以体质为因，疾病为果；或得之天道之运行，或得之地道之高卑，或得之人道之乖舛，惜未能将疾病之因、体质之果、发病之机、向愈之时一一揭示，皆有所缺。

笔者提出运气过及体质论，以五行之太过不及为最终基准，一人之体质，或为太过，或为不及，以五行太过不及为果，而非为因。故而，火太过之年，亦有火不及之体质，何以故？体质之形成，当有天道、地道、人道三才之合一，未有得一天道而能定终身者。故而可以定体质，则能定病症之常发，亦可以知疾病加重之年，疾病缓解之时，又能上承宋明理学，探究心性之奥妙，故特此表而出之，幸有明达君子，就而正焉。

虽然，尝作一八股文，仿古人阐心性之微妙，表太过不及体质之学。具文如下：

人之生也，有性，有情，有质，有体。

生之谓性，性有所动谓之情；形而有质，质之发用谓之体。

所谓性情者，合生与心而言，人之生犹马之生，而心独异；人处天地之中，应乎四时之变，而生喜怒哀乐之情，其情之未发谓之中，发而皆中节谓之和，所贵乎人者，以此中和之性情也，而心为神明之主，统性情焉。

所谓体质者，总道与器相合，器之形有道之象，而质独存；父精母血交媾，历乎十月之胎，而有手足口腹之体，其道有太过不及之辨，应乎天谐乎地为和，所具于神气者，以此无过不及之体质尔，而道为天地之帅，吾其体也。

人具乎天地之道，心总性情之变，所以为万物之灵，所以有中庸之德，然人鲜能久矣，贤者过之，不肖者不及，而万病生焉。

大道之源出于天，天不变，道亦不变；五运阴阳为天地之道，人处气交之中，与天地合参，感而应之，固有太过不及之理，阳者太过，阴者不及。

大病之本在于体，体不和，病亦不和；五行六气为体质之本，病在六腑之中，与五脏相合，运而化之，故有内伤外感之病，外感有余，内伤不及。

五运阴阳之道，即五行太过不及之理，合而言之，则皆在于五行，五行一阴阳，阴阳一太极也。五脏六腑之体，为脏腑内伤外感之源，总而言之，要归于五脏，五脏含六腑，脏腑一无极也。

木不及，则人肝不足，疏泄皆难，人而病焉，曰：筋软，目不明，胁下痛，血不归肝而百病生焉。考之太少阴阳之理，则火太过，心有所盛，皮肤焦燋，则土不及，脾胃不足，四肢不用，则金太过，肺气膹郁，咳喘不时而作，则水不及，肾有所亏，腰酸腿疼亦应时而发。

木太过，则人肝有余，疏泄太过，时而病焉，曰：多怒，善太息，腹中痛，气血散漫而病从生也。因太少相生以求之，则火不及，心气内虚，神慌气短，则土太过，湿气流溢，腹满不食，则金不足，肺因而萎，气短收气不时，则水太过，水饮漫溉，痰饮肿胀皆随身而在。

木、火、土、金、水，亦复如是；肝、心、脾、肺、肾，如环无端。

体有常形，病无常态，惟时逢之；性有一定，情无常规，惟中得之。

欲得康泰无病之体，必养中和无偏之性；欲治奇穷之疾，必愈乖执之情。

天不变，道亦不变，唯有顺四时之理，无违风寒暑湿燥火之气，斯可与言圣人养生之道。

命难为，性亦难变，必也需允执厥中，无乱喜怒忧思悲恐之情，方能共守真人去病之法。

邓杨春

2023 年 10 月 10 日

第一章　体质学概述

☯ 你知道自己是什么体质吗

民间流传着这样一句话，"三岁看大，七岁看老"，一个人是否能够有所成就，以后成为什么样的人，从三岁就可以看出来，而到了七岁的时候，基本上就可以定型了，是不是这样呢？我们从心理和身体的层面看，基本是确定的。

1. 性格定型在 5 ~ 15 岁

一般来说，一个人的长大也伴随着自我意识的增强，当一个人开始照镜子的时候，就慢慢有了自我意识，他知道镜子里面的人是谁，就是自我意识的开始，当一个人的自我意识越来越强烈的时候，就说明这个人在慢慢长大，而真正到了自己面对世间一切的时候，就是彻底长大的时候。

一般来说，一个人的性格定型，基本上就是在 5 ~ 15 岁，这段时间是很关键的，有的人觉醒得比较早，有的人比较晚，觉醒早的早自立，觉醒晚的就会晚自立，不过迟早都会自立。

也有一些人到了很大的时候，依然不能自立，这个另当别论。同理，在我们思想成熟的过程中，其实身体也在成熟，先天优劣逐渐显现，后天影响逐渐深入，就会发现自己相对容易犯某些疾病，这就是所谓的体质。

2. 体质的形成有几大要素

一个人的体质，是在综合条件影响下形成的，比如有的人生出来的时候恰逢冰天雪地，刚好就感冒了，这个时候肺受到了损伤，那么肺气就会自然而然的虚弱，这种伤害对于患者体质的形成是非常重要的，同理我们会发现一年的春夏秋冬，对于刚出生的人也有影响，比如在较为寒冷的春天出生的人，一般都会较怕冷，而在五六月份出生的人，一般都比较不怕冷。

所以，我们应该明白，体质的形成与出生时的气候条件关系密切，但是这种关系密切并不绝对精准，也不是完全遵循现在流行的体质学推算。在金太过的年份出生的人体质就会金太过吗？虽有一定的影响，但是也不一定。

另外，体质的形成与居住环境也是密切相关，这个就好比我们遗传学之中的一个规律，遗传表观学认为，人体的基因并不一定会表达，但是到了特定的环境，就会表达，人的体质也一样。有的时候地域因素会导致体质的问题，比如很多地方会出现牙齿的问题，这个其实是跟饮水的酸碱度有关，而表现出来可能是肾虚体质。

除了环境要素，还有一个人的生活习惯也会对体质形成产生影响，最明显的案例就是我们熟知的职业病，不同职业者因为生活习性的不一样，会表现出不一样的疾病，举个例子，现在的白领在办公室待久了，吹着空调，最容易犯的就是颈椎病。

3.母亲对小孩的体质有很大影响

一个人刚生下来，就接受父母的照顾，这个时候母亲对孩子的生活习性是最了解的，喜欢吃什么？易患什么样的疾病？吃了什么东西会不舒服？脾气怎么样？等等。而且在人很小的时候，母亲的生活习惯其实就是小孩子的生活习惯，在某种意义上来说，母亲的体质其实是会遗传给小孩子的。

☯ 中医为什么看重家族性疾病，而西医只是参考

在临床上，我一般会问得比较详细，最重要的一个因素就是家族性的疾病，比如直系亲属的疾病，他们都容易犯什么样的疾病，在我处方的时候，这种信息很多时候会占据一个非常大的比重，甚至达到50%以上。

一般临床时，我们看中的是四诊合参资料，尤其是即时的四诊资料，家族疾病属于问诊内容，有时还要考虑运气条件如何。总之，不但要辨证论治，还要辨病论治，辨机论治。

即时的四诊资料，是最直接的决定我们用什么药物的因素，但是这种条件一般稍纵即逝，所以一般三五天就要复诊一次，调一下方，辨证论治讲究的就是即时的中医药方案，但是对于不少人来说，慢性病才是他们的关键问题，往往有一个长期的、深层次的复杂病因，外在证型的变化不是决定性的，此时不能只靠辨证论治。

因此，我们还有所谓的辨病论治，其实就是在辨证论治的基础上往上一层，使诊断更加精确，比如对于糖尿病，我们虽可以辨出很多证来，但是病始终是那个，有时可以很长时间守住一个基础方，略事加减即可。

守方时间最长的就是对于体质的改善过程，因为一种体质的形成需要几年，甚至几十年，所以治疗起来也相对较困难，而很多疾病的形成其实也是几年甚至几十年的过程，所以辨病论治有的时候辨的是体质，不是病。

再往长一点看，最重要的就是辨机论治，而辨机论治与辨证论治在基本面是相通的，人体有人体的变化，天地有天地的变化，我们在治病的时候，就应该既明白人体的变化，又明白天地的变化，唯有如此，我们才可以精确掌握疾病的总体走向，尽可能快速治愈患者。

1. 家族性疾病在很大程度上反映体质

如果将某种病定性为长时间的某些症状的集合，那么就可以确定相对应的体质了，开方的时候，如果只是考虑当下的症状，实施辨证论治，有的时候疗效不明显，但是辨病论治之后，疗效就变得更加明显。

其实这个原因就在于，家族性的疾病使我们可以看到一个人在环境、生活习惯、遗传基因等诸多方面因素影响下的综合作用，从而确定一个人的体质，从这种综合视角考虑用药很多时候会增加疗效。

2.家族性疾病可能是人的关键弱点

有一些患者的家族性疾病很明显，比如有的患者爷爷死于肝癌，父亲也是死于肝病，那么我们按照这个思路推测的话，该患者的肝胆很可能也不会太好，尽管他的症状只是咳嗽，但是开方的时候也要看看其肝胆是否有问题。

家族性疾病因为与中医所说的体质联系紧密，是一种遗传基因、生活环境、个人情志的综合反映，所以在临床中会有很强的引导作用。

☯ 体质那么重要，如何划分才科学实用

一直以来，我都在寻找一种划分体质的方法，比如我们按照辨证论治的思路，以八纲辨证为主，于是就有了我们现在所知道的八九种体质，如痰湿体质、阴虚体质、阳虚体质等，但是这种体质是来源于临床，是基于结果的一种判断，没有追根溯源。

其实，体质是生而有之的，但是随着时间的推移，慢慢会改变，但是如何才能改变呢？

我一开始在探讨体质的时候，也是用五运六气理论，比如 2020 年是少阴君火司天，阳明燥金在泉，还有金太过的中运，是否就可以按照这个精确推测出 2020 年出生的人的体质呢？经过反复验证，我的答案是否定的。前面我已经说了，体质的决定性因素有很多，有天道，即气候的影响，更深入

而言，就是五运六气的影响。也有地道的影响，比如我们知道西北的人，一般来说风寒相对会重一些。

还有很多是人道的影响，这个影响包括了人类的基因，还有饮食习惯，家族的生活习惯，等等，所以纯粹用五运六气就决定一个人的体质是片面的。

1. 以五运六气确定体质的缺陷

十几年前，我曾经用五运六气测定体质，但是发现效果并不理想，有的时候很不准，所以经过一段时间的测定之后，就开始放弃了，后来有机会学习了更多的关于如何判断一个人的身体状态的学问，有一些是阴阳五行的，有一些是辨证论治的，还有一些是奇门遁甲的内容，但是都有很大的缺陷。

如果以临床观察到的类型分类，优点是可以很好地指导临床，但是也有很大的缺陷，那就是在体质变化的过程中我们没办法解释，也不好预测，这种是非常实用的，但是没有前瞻性。

如果按照纯粹的五运六气来预测，那么可以稍微公式化，也可以预测，临床上也比较合适，前人做过尝试，李阳波先生的书里面就是这种理论，也不错。如果按照奇门遁甲的方式，或者是天干地支的方式加以判别，其实也有好处，就是临床实用性稍微差一点。

以五运六气来判定体质，只是根据出生年月的气候特点，但是其间还有气候变化，还有白天黑夜的差别，所以推算出来的体质其实还是比较模糊的，如果考虑到出生的日期、时辰，与精确答案的差别就更大了。

所以体质学说要达到一个很圆满的状态是比较难的，但是我们可以根据这些理论进行综合，从中总结出一些比较中庸的方式，就是集中几种分类方法的优点，这样既可以满足理论要求，也可以满足运用需求。

2. 五运六气理论很有用

我们觉得用五运六气判断体质不是很准，主要是仅根据出生年月来确定体质推算过程较简单粗糙，但五运六气作为中医核心基础理论，不管对于临床诊断还是体质判断，都有很强的指导作用，所以在判断体质的时候，借用五运六气基本理论框架，会非常的简便，在使用的过程中也会很实用，很有效。

☯ 明明是木太过年份出生的人，却表现出木不及体质

我们在推测一个人的体质的时候，出生年月是很重要的，但并不是唯一的，如果我们把这个当成体质的唯一要素，就会犯一些错误，今天跟大家举一个例子，从一个壬戌年出生的朋友讲起。

我这个朋友是壬戌年出生的，还是大暑之后，所以按照我们现在流行的五运六气推断思路，那应该是中运木太过的年份，还有太阳寒水司天，太阴湿土在泉，下半年则应该是

太阴湿土为主，所以其体质五行之中木太过，且偏湿土。再者，大暑之后出生，主气是太阴湿土，客气是厥阴风木，所以综合来看，应该是木太过体质为主，也就是容易出现木太过的问题，尤其是肝胆过亢而犯脾胃。

然而，这位朋友的问题并不是那么简单，首先她的体质一点也不湿，体内湿气一点也不重，反而给人一种燥气十足的感觉，因为她在生活中，经常出现上火的现象，如一不小心就开始嗓子发炎，而且人的性格也比较急。

一开始，在看病的时候，我按照桂枝类方剂的思路治疗，但发现她吃药之后的效果并不是太明显，但是有一次看诊时，我发现她的身体有一点"静脉曲张"的倾向，而这种问题在临床上一般都是肝有问题的患者才会有的，所以我按照肝血虚的思路加以治疗，突然发现疗效非常好，药到病除。其实，她的体质偏向木不及。

1. 怎么发现患者的体质

其实我们在现实生活中或者临床上，经常碰见这样的案例，我们按照通常的方法辨证论治，治疗之后发现疗效并不是很理想，但是经过细微的观察后，发现一些蛛丝马迹，最后按照新的判断来治疗，疗效就非常好。

这位朋友的问题，其实很明显，她整个身体是比较燥的，燥气很旺，有的时候表现在肝胆上，不过并没有明显的肝胆毛病，只是按照中医理论来说，这种问题可能是肝胆问题。

比如，这位朋友有不少木不及的症状，首先是比较能忍，有脾气不会爆发出来。其二则是经常有腹胀的现象，而且肚子里的气特别多，我有一个形象的比喻，就好比河豚一样，她就是自己跟自己生气，有脾气但是不爆发导致的，所以只要自己不生气，那就不会腹胀了。其三是有不定期痛经，这个也跟肝胆有一定的关系，有些时候，还会有月经不调。

2. 肝是做什么的

肝在中医来说，叫"将军之官"，在很多时候主的是"谋虑"，所以肝如果出了问题，一般就会导致谋虑方面出现问题。而且，肝在气血的运行之中，主的是疏泄，对于人的情绪，对于人的气血都有很重要的作用。

如果一个人的肝疏泄不及，很多时候就会导致有情绪发不出来，会自己闷着，这种情况看似人兽无害，但是对自己的健康就会有所损伤。肝的疏泄失常，其实也是女人月经失调的关键因素，如果疏泄不及，人体排泄有害物质不及时，就会出现月经推迟或者闭经。

另外，肝藏血，只要肝血不足，就会导致血虚，很多跟血虚有关的病症也会出现。

第二章　木不及体质

木不及体质到底是怎么形成的？运气并不是最重要的环节

还是用第一章那位朋友举例，说明木不及体质是怎么形成的。

1.朋友妈妈喜欢四逆散，喝了感觉很开心

这位朋友其实自己也在学习中医，也对体质学说很感兴趣，所以对自己的身体，还有家中成员的情况都较为了解，她的母亲是一个身体不太健康的人。2020 年，我按照五运六气的思路，推测肝胆疾病会高发，而且在治疗肺系疾病的时候，也可以考虑使用四逆散疏肝理气。

朋友的妈妈看了我写的文章，自己也去买了四逆散，而且在没有医师的指导下，自己吃上了。吃过之后，发现自己的身体舒服多了，所以就买了好多四逆散在家备着。当然，这是个显效的个案，但是，我们并不鼓励大家在没有医师指导下服用处方药，也不能把药当保健品吃。

不过，从这次事件，我们可以推测，她的家族之中，应该有一方直系亲属是有肝胆问题的，很可能就是肝不及。这

个家族性的影响，在某种程度上来说，超越了气候条件对人体的影响。

2. 为什么父母的疾病会遗传给孩子

肝胆性疾病会遗传么？按照遗传学去看待的话，可能根本找不到一种基因涉及肝胆疾病的遗传。但是在现实的临床和生活中，我们经常发现父母与子女患病有一定关联性，很多时候，父母得肝胆疾病，孩子也得肝胆疾病；父母得肾虚疾病，孩子也得肾虚疾病；父母有胃炎，孩子也有胃炎。

再往深层次的原因挖掘，我们会发现，其实不仅父母的疾病会遗传给孩子，父母的性格特点也会遗传给孩子，最后导致长相、性格、为人处世等方面都会高度相似。

出现这些现象的原因，其实就是居住的环境类似，大多数人小时候都是跟父母住在一个房屋之内，饮食习惯也类似，这导致了一个家庭之内，孩子与父母的肠道菌群也会类似。

3. 怎么确定木不及

确定木不及，其实需要看很多方面，比如从饮食上看，木不及的人会本能地喜欢吃很多能滋养木行，即肝胆的东西，如一些酸味食物，这个在《黄帝内经》之中就有相关描述；又比如木应春天，所以春天来临，一般都是木不及之人比较喜欢的，但是金克木，所以秋天来临的时候，就会让其比较不适。

另外，木曰曲直，所以一般木太过的人，心思相对来说会比较多，但是木不及之人则会相对直接一些，做事少一些弯弯肠子。而木不及之人，肝胆之气不旺，需以酸味补之，所以就会相对比较喜欢吃酸的。我那位朋友，很多时候下馆子吃饭，都需要吃点醋，立即胃口大开。

肝主筋，脾主肉，木太过者，筋强肉弱，就显得比较精干。如果木不及，人就没有那么苗条，稍微圆胖一些。

除此之外，木的太过与不及，还可以从月经、性格、好发疾病、生病的时间点等来判断，所以并不是一个简单的过程，我们需要从生活和临床的点点滴滴寻找一个人的体质特征，然后再确定他们的体质特点，再结合五运六气，就可以预测患者一生中相对较容易患病的类型和时间，这样就可以指导疾病诊疗和养生保健。

🌓 木不及是如何影响月经的？闭经的原因你知道么

在中医的众多门派之中，有一个派别比较特殊，那就是现在的显学——黄元御创立的扶阳学派。实际上，黄元御的核心理论还不是扶阳，而是五行，他的理论其实都是用五行来解释，扶阳只是五行之中相互转化的一个特色而已。

金木水火土，其实各有各的作用，各有各的特点，比如金的性是收敛的，所以我们如果需要收敛，就要使金的功能彻底发挥。而木的特性是什么呢？主要是疏泄，所谓的疏泄，就是把人体的气机舒展开来，不好的东西泄出，令气机健运而不滞郁。

1. 月经受情绪调剂，肝主情绪

一个人的情绪，表面上是个人境遇的表现，实际上体现的是一个人的气血状态。如果一个人气血郁滞亢盛，那就易怒，气血和缓平顺，那就性和，而主血之脏是肝。在五行之中，有静有动。肝木心火是动，肺金肾水是静，一个人的情绪一般都受肝木的影响，所以调节肝木是很重要的。

情绪很多时候就是气血状态的表现，也可以说是现代医学所谓激素水平的表现，所以肝胆的气血状态可以决定人体的很多生理现象。黄元御认为，肝木疏泄太过，就会导致人体的气血疏泄太过，对于妇女来说，其实就是月经来的次数多，或者周期短；如果肝胆不足，在气血充盈的状态下，月经周期则比较长。

周期长的极致，就是闭经，即一直不来月经；而周期短的极致，就是月经持续不净，甚至崩漏。所谓周期短，其实就是肝木疏泄不及，化血不足，浊血排出不畅，所以出血的周期缩短了；所谓的周期长，其实就是肝胆的疏泄太过，化血有余，浊血排出通畅，所以出血的周期延长了。

2. 木不及而闭经者宜补肝血

判断一个人是否木不及，可以从月经的周期看，当然这只是一个参考的点，并不是所有的木不及者都会出现这种情况。

因为闭经的原因有很多，比如寒气重也会出现闭经，比如金太过导致了血枯，也会导致闭经，五行之间的关系不是一个，而是综合的平衡，只要有一个要素不平衡了，就会出现问题。

从这个案例，我们也可以看出，在调节妇女的月经时，有一部分患者是可以用逍遥散之类方剂的，因为这个方剂可以调节肝胆之气。

闭经的时候，怎么补肝？熟悉中医理论的人都知道，我们有所谓的虚实补泻，如果一个脏腑比较虚，那就通过一定的方法进补，自然能够获得好的效果，如果一个脏腑比较实，也可以通过泻的方法进行。木不及很容易导致肝血不足，所以我们需要用一些补法。

补肝血，可以用一些酸的药物，比如在三因司天方里面，六丁年的运气方——牛膝苁蓉汤，就是很好的补肝血的方。还有我们知道的四物汤，加入一些山茱萸之类酸收的药物，也能获得很好的疗效。

木不及为什么会导致人体相对较胖，如何运用节气减肥

五行之中，木是曲直的，木也是疏泄的，木还是条达的，所以有的时候我们看到一个人长得高高瘦瘦，一般都认为是木型人。所谓的木型人，其实是木太过，会导致人长得比较苗条，相反，木不及就会导致人长得相对没有那么苗条挺拔。

1. 木让人变得苗条

每年的春天，为天地之气发陈之时。所谓的发陈，就是将万物冬储之精生发出来，在植物为发芽，在人体，新陈代谢会加速，脂肪消耗会加快，所以春天是一个很好的减肥季节。

从生理上来说，春天来了，人体的肝胆就开始加快消耗脂肪了。我们知道，胆囊分泌的胆汁是可以消耗脂肪的，而木不及的人就会出现胆汁分泌不及的现象。而这种人，普遍对肥肉和油腻的食物都比较厌恶，其脂肪也是较难消耗的，一般也就相对较胖。

2. 春天来临，不仅要变苗条，还要长高

我在几年前，通过给小孩子调节肝胆，发现了在春天长高的"秘籍"，综合来看，春天是木气生发条达的过程，所以不仅利于减肥，还可以利用这股劲来长高。

3. 三高也与木有关

现在社会最常见的疾病，就是三高，严格来说，三高不是疾病，而是三个指标，但是这些指标多少都与肝胆的疏泄功能有关，尤其是三高导致的头晕、头痛等症状，很多都与肝胆功能失调密切相关。

很多三高导致的脑中风或者眩晕症，其实都是肝阳上亢证。这是不是就说明一个人的肝胆太过呢？并不一定，一般来说肝木太过的后果是人比较瘦，所以三高发生的概率会相

对较小，但是肥胖的患者大多数是木不及导致的，所以木不及其实是三高发生的一个重要因素。

明白了这个原理，我们在防治三高的时候，就可以用一些比较简单的招数了。例如在前文所说的这位木不及的朋友，她就喜欢吃醋，是不是也可以适当降低三高呢？答案是肯定的，多吃一些酸的东西，对于过食油腻食物之人是有很大的矫正作用的。

🌓 木不及者更易患乙肝，补肝以调之

前面我们举了一个女性朋友木不及的案例，下面我们举一个男性朋友木不及的案例，而且这个案例与五运六气相互结合，相对来说更有临床意义。

1. 2017年的运气条件

2017年是农历丁酉年。丁酉年的气候比较特别，大家可能记住的是那年的暖冬，流感大流行。其实那一年的春天更是特殊，其特殊之处就在于出现了木不及的气候，也就是那一年的春天较为寒冷，很多木不及的患者在木不及的运气条件下，两者之间相互叠加，就可能导致重病。

丁酉年的中运是木不及，主运则是木不及，火太过，土不及，金太过，水不及；主客运同步，也是一致的，所以那一年的春季很寒冷，也有不少木不及体质的朋友肝胆发病。

2. 接种乙肝疫苗后还有可能患乙肝

我与这位朋友是发小，从初中开始就在一起上学，直到高中，这六年基本上都是同伴，所以两个人的脾性也是很熟悉的。他的个性比较和缓，也不会生气，或者有气也是闷闷的，不会表现出来，所以很符合木不及这个特性。

按理来说，我们都是接种过乙肝疫苗的，这种疫苗号称可以在 19 年内不感染乙肝病毒，但是 2017 年的春季，我那个朋友就被确诊了乙肝。朋友比较着急，这是怎么一回事？完全不科学呀。关键是，乙肝确诊之后，就意味着这辈子都有标记了，虽然对生活没有太大的影响，但心里有阴影了。

因朋友发病的时间刚好是春天，而此时运气又刚好是木不及，按照五运六气理论，其实可以从补肝血的角度加以治疗。不过，补肝血对于一个黄疸患者来说，是闻所未闻的，一般我们治疗乙肝都是从湿热或者寒湿的角度加以治疗，所以该怎么办呢？

根据症状（其实也没有明显的症状，只是有些肾虚的表现），我给出了建议，就是用五运六气木不及的主方，即牛膝苁蓉汤，嘱咐朋友吃一段时间。他先是吃了七天，感觉很多状况都改善了，特别是肾虚的症状都消失了。

再诊的时候，因为第一次开的方效果很好，所以叫他接着吃，前后吃了 15 天左右，一个月之后，朋友去检查，发现乙肝的所有指标都转阴了。

这个事情对于作为理科生的我们来说，都是不可思议的，因为教科书和医院的宣传都是说乙肝会伴随人的一生，基本不可能转阴，但是为什么一个这么简单的方子就能够使乙肝病毒的各项指标转阴呢？

我想，这个就是五运六气与体质的神奇之处，因为这个对治方案是综合考虑的，所以获得了出乎意料的效果。

木不及体质者为什么喜欢吃这些食物

前面聊了两个案例，都是木不及的，一个是女性朋友，一个是男性朋友，其实他们的性格、脾气都有点相似，所以在饮食习惯上，或者我们用药治疗上也会有相似性。比如，在饮食习惯上，女性朋友喜欢吃醋，这说明患者的身体需要这些东西，所以才会大量食用。

而另外一个朋友在治疗的时候，采用的是牛膝苁蓉汤，这个方很有意思，从组成上来说，有肉苁蓉、牛膝、木瓜干、白芍药、熟地黄、当归、甘草，各等分。

如果从某个角度来看，此方就有四物汤的底子了，但不完全是，还有牛膝、木瓜、肉苁蓉等药，我们知道牛膝是补肝肾的，而木瓜是很酸的，也是对肝进行补充。这个方的主体基调也是酸的，就好比吃醋一样。

1. 酸泄的东西为什么可以补肝

我们知道，在中医的五味理论之中，酸味的药是可以泻的，但是为什么在肝的补泻之中，酸泄的芍药，又变成了补呢？这就需要我们从补泄的角度加以理解了。在中医针灸之中，有所谓的迎随补泻，顺着气血运行的方向，就是补；逆着气血的方向，就是泻，所以根据这些资料，我们对于补泻可以有一个比较理性的认识：补泻不是一成不变的，而是根据实际情况具体分析。

肝的作用是疏泄，所以疏泄之性就是肝胆的重要"喜好"，我们在治疗的时候，如果需要补泻，就应顺着肝胆的性来，这就是补泻的实质。所以，我们可以看到，酸性的食物，对于其他脏腑来说是泻，但是对于肝来说那就是补。

2. 木不及体质者喜欢春天

我们熟悉了木不及之人的体质，其实就可以推测出这类人的生活习性，因为肝木不及，所以所有有利于促进肝胆疏泄功能的能量和物质，都是他们所喜欢的。在天地之间，东方应肝木，所以木不及体质的人普遍会喜欢东部地区的气候。

同样，五行既可以表达时间，也可以表达空间，所以春天也是令他们最舒服的季节，因为这个时候大自然的力量有助于木不及体质的人发挥肝胆的疏泄作用。其实，按照中医理论，春天是疏泄的季节，所以大多数人的脉象都会出现弦脉，而弦脉代表的就是肝胆的疏泄力量。

春脉以微弦为常，如果此时脉不弦，过度和缓，就预示着可能罹患脾胃疾病，如果脉太弦，就是肝胆疏泄太过，一般会导致阴虚。肝胆的疏泄力量，直接关系到人体的阴阳调和，从某种意义上说，弦脉是阳气的一种体现，春脉微弦则吉，硬弦则凶。

🉑 木瓜丰胸其实是补肝血，木不及体质者可以考虑

中医对于人体的每一个部位都有定义，人体以脏腑为主，通过经络，将百骸连接在一块，所以治疗身体的问题都可以落实到经络脏腑上，在人体的脏腑经络与其他部位对应中，乳房是与足阳明胃经和足厥阴肝经相对应的，所以我们在看一个人发育如何的时候，重点就要看足阳明胃经和足厥阴肝经。

1. 足阳明胃经和足厥阴肝经决定乳房的发育

我们知道足阳明胃经内联胃腑，是水谷之海，气血化生之源，所以胃气如果比较虚弱，一般就代表着气血虚。

另外，肝藏血，对于妇女来说，肝为先天，所以治疗妇科疾病很多时候就是治疗肝的问题，所以肝也是与血密切相关的。在女性的发育过程中，肝胃不足或失调都会导致气血虚，使乳房发育不良。

2. 木不及则肝血虚

木不及的人普遍会出现血虚，因为人体的肝木不及，则肝的疏泄功能偏弱，导致肝藏血不足，胃化血不足，自然血虚，所以需要补肝血，在肝血足的基础上，其疏泄功能就能正常发挥了。

肝所藏之血，是体，有体斯有用，没有肝阴肝血的充足，肝的疏泄功能就没办法发挥，所以我们可以看到肝血足的人，发育比较明显，而脾气也相对比较好。

3. 木瓜入肝补肝血

前些年流行丰胸，而市场上卖得最多的丰胸产品就是木瓜，含有木瓜的产品多少都会受到少女们的垂青，其实这就是因为木瓜有入肝、补肝血的功能。如果木瓜再配合一些补血的药物，结合补气的方法，就可以较好地满足女性朋友的需求了。

4. 四物汤治妇科病，为什么那么常用

前面我们谈到木不及会导致月经病，特别是闭经，那么就可以据此推测很多因为肝血不足导致的疾病了。对于妇女来说，肝血不足的现象很普遍，所以在调节月经的时候，可以大量使用四物汤，正是因为如此，四物汤也被认为是妇女之友。

妇女一般一个月来一次月经，而每次月经都会出血，所以很多妇女都会有血虚的症状，从这个角度来说，很多女性

朋友都有肝不足的现象，就好比很多男性朋友都会有肾虚的现象一样，所以也有妇女以肝为先天之说。

关于木不及的体质，还有很多特征，但是只要我们善于总结，判定并不是难事，只是在临床上要注意通盘考虑，灵活使用。

木不及之人什么时候容易发病？用五运六气怎么推测

我们提出木不及体质这个概念，其实不是一个简单的五运六气的太过不及概念，但是又没有超脱五运六气理论，只是在判定体质的时候不是根据往常那种只根据出生年月日来判断的方法，而是要综合患者的家庭、饮食习惯以及身体特征，所以总体来说是一种综合的体质判断。

关于这种体质判断，会用到五运六气的概念，用到太过不及的理论，重要的一个原因就是，通过五运六气理论，我们可以判断这类体质之人的发病规律，只有这样我们才能归纳出一种更为满意的理论。

1.金克木则木病

在五运六气体系之中，一运之不足，就会受到克其一行的干扰，比如木不及，受害最严重的时候，就是金来克木，此时就易犯各种肝胆疾病。

一般情况下，肝胆疾病发病的高峰时节有两个，一是当遇见寒冷的春天的时候，肝胆疾病就会爆发，而很多木不及体质的人就会不舒服，比如出现月经不调等现象；二是当遇见秋天气候异常，比如金太过的年份，因为干燥异常，导致肝血比较亏虚，此时木不及体质者也容易发病。

回到前面我们举的例子，就是我那位男性朋友，为什么他的问题是在 2017 年春天爆发，而过了这个春天，马上就好了，被称为不可能转阴的乙肝各项指标都转阴了，这个案例讲述的其实就是木不及体质者在什么情况下疾病会加剧的问题。

2. 疾病暴发的条件

2017 年是丁酉年，在五运来说是木不及的中运，主运客运都是从木不及开始，而火太过；客气上半年阳明燥金司天。一方面是春天的两重木不及，一方面是阳明燥金司天，木虚金实，火盗木气，所以木受到了严重的克害，此时木不及体质的患者就容易患病。

有的时候，这种爆发性疾病属于中医范畴内的肝胆疾病，有的时候属于西医范畴内的肝胆疾病，虽然两者有一定的差异，但是总体来说道理相通。值得注意的是，我们通过在临床上观察发现，其实十二指肠溃疡等问题也是胆火上炎所致。

几十年前，李阳波先生曾经总结过五运六气在开方上的运用，他总结了三种图：一张叫命图，就是根据一个人的出生年月来确定运气体质，这个图在我们开方的时候很有用处，是重要的参考；一个是药图，就是根据即时运气特点开方遣药，是治疗的关键；还有一个就是时图，即患者疾病显现或者加重时的运气条件。

我提出的运气体质学说，其实就是对五运六气深入研究之后的一些思考，目的就是将体质、辨证论治，还有发病和痊愈都纳入一个体系之中，简化分析流程，进一步指导临床实践与养生保健。

☯ 所谓的药人体质是什么？木不及体质与芍药相关么

在所有体质学说中，黄煌教授提出的药人体质说具有很强的临床特性，比如我们所熟知的湿气重的患者，按照黄煌教授的理念，属于所谓的半夏体质，即用药可以重点考虑半夏。虽然没有提出所谓的"芍药体质"，但是木不及的体质其实跟白芍是有很强关联性的。

我在前文说我那位女性朋友属于木不及体质的时候，提到了她家人吃四逆散会感觉很舒服的例子，四逆散就是一个含有芍药的方子。

我那个男性朋友也属于木不及体质，在治疗他的乙肝过程中，使用的是牛膝苁蓉汤，其中也有白芍，所以白芍貌似跟木不及的体质有很强的共性，我们是否可以断定白芍就是木不及体质的专属用药呢？答案是否定的。

1. 木不及体质还会导致其他问题

木不及，其实是在五行生克制化的一个环状关系中，出现了一个小的问题，所以这个木不及可能导致金的问题，比如那位女性朋友，经常会感觉自己的喉咙在喷火，这就是木不及体质导致的肺金过盛问题。

同样，木不及还会导致其他问题，比如木不及则疏泄不开，所以脾胃的消化比较慢，经常会出现腹胀，这个就涉及脾土的问题了，所以一个木不及的原因，可以导致很多其他问题。从此，我们可以看出，木不及不能简单用芍药体质来概括。

芍药可以是供考虑的重要用药，但是远远达不到解决主要矛盾的地步，所以我们要明白，一个木不及体质，不是简单的木的问题，只是木不及导致了一系列的其他问题，如果我们在解决其他问题的时候没有把握住这个主要矛盾，则其他次要矛盾是不太好解决的。

2. 平衡的打破，才是体质形成的关键

我们所谓的体质，一般都是有一定偏颇的，虽然说人体是阴阳搭配、五行平衡的，但是任何一种平衡都是相对的，都是动态的，所以体质也是一种动态的平衡，往往掺杂着某些不平衡。

我们说木不及，只是说这种体质形成的主要原因是木不及，但原因并不是结果，最终体质的形成是多因素共同衍化

的结果，不过，我们在治疗这类体质疾病的患者时，抓住了主要矛盾就会事半功倍。

所以治疗这类疾病，我们可以抓住季节性的变化，比如每逢春季加以治疗，其余时候多加防范，而秋季则重点维护，这样的话可以获得更好的疗效。

☯ 肝气郁结兼肠道肿瘤的木不及体质者

前面我们举了两个木不及体质的案例，一个是男的，一个是女的，但是这两个案例并不足以成为所有木不及体质的代表，在众多木不及体质之人中，其实还有一种长得瘦的。

1. 木不及体质之人为什么会瘦

前面我们说了木不及体质之人相对会比较胖，但是为什么有的时候也是瘦人呢？这就跟五脏六腑有关了，因为无论木太过还是不及，都只是一个要素，还须考虑其他五脏的关系。

一般来说，木不及，肝胆的疏泄之力不足，分解消化脂肪的能力较弱，人易胖；但同时，肝胆疏泄之力不足也会导致脾胃运化不足，人体消化吸收的能力就会相对较弱，会导致人体偏瘦。究竟是胖是瘦主要就看这两种力量的消长结果。

2. 木不及体质之人常伴肝胆疾病

木不及的问题，大多数时候是因为金会克制木，所以我们看到木不及体质者肝胆经常有问题，有的时候通过调节肺金能解决很多问题。

比如，最近我有一个比较瘦的木不及的朋友，她一直以来都有咽喉炎问题，也有肝胆疾病。整个人的脉一直是偏弦的，而且在左关部一直有点滑象，所以治疗她的疾病，一直都是以四逆散为主。

2020 年，新冠疫情过后，她开始出现了问题，由于长期在家待着，没有出去运动，本来也有肠胃不好的问题，结果被发现患有肠道癌症。此时她有很明显的里急后重，而我给她开的方就是按照木不及的思路来的，不仅开了四逆散调节肝胆，疏肝理气。另外，鉴于她还有比较明显的咽喉炎，所以还开了麻杏竹沥甘草汤。

四逆散之中，用芍药可以补肝，此时是用来治疗痢疾的常用之法，芍药也是治疗里急后重的一个重要药物。同时，以柴胡疏肝理气，这样就可以改善肝胆的问题。另外的麻杏竹沥甘草汤，其实是在滋阴的同时疏通肺气，这样可以降低金克木导致的问题。

3. 出生年月与体质

这位朋友出生在 1973 年，6 月份生的，是癸丑年，按理来说当时是火不及的年份，加之太阴湿土司天，所以那一年应该是寒湿重，她应该是寒湿体质的。但是这个朋友表现出来的除了木不及之外，还是火热之体，经常上火。

因为有木不及，所以 2020 年乙庚化金，金太过来克制木不及，这样她的身体就受到了比较严重的克制，最后检查出来肠道肿瘤，与之应有一定关系。不过经过将近两个月的治疗，体质已经恢复了，气色也非常不错。持续一个多月没有了左关脉浮滑之象。

🔯 究竟是合化五行还是正经五行决定体质

在我们前期的分析之中，其实运用了两套不同的分析方法，其中的五运六气的分析其实是一种合化的五行，比如癸丑年出生的人，按照合化五行分析才会出现火不及的现象，而实际上，癸丑的癸是水，那么这年出生的到底是看水，还是看火呢？

1. 两种不同的五行

在我们的视角内，已经有了两种五行，比如我们把甲乙叫作木，丙丁叫作水，戊己叫作土，庚辛叫作金，壬癸叫作水。

但是，同时又有甲己化土，乙庚化金，丙辛化水，丁壬化木，戊癸化火，甲本来的属性是木，跟己土一作用，就变成了土，而且还是土太过。乙本来是木，跟金一合化，就变成了金。所以我们在判断五行的时候，其实并不是简单的一个五行，甲乙木其实是正经五行，而甲己化土则是合化的五行，正经五行是单个的作用，但是合化的五行则是变化的五行，两者都有表现，但是表现的方式不一样。

2. 甲己化土与甲木

我们举一个例子，比如说甲己化土，甲年的合化五行其实是土太过，对土太过经过一系列的推导，可以得出木太过，火不及，土太过，金不及，水太过。可以看到，这一年的气候，会有一个明显的变化。

但是，六甲年的木是否比别的时候会来得比较特殊呢？答案是不一定，因为每一年的春夏秋冬都差不多，不管是甲年还是乙年。所以我们可以看到的是，在整年来说，一个天干的五行表现在气候上并没有太多的特殊，但是某个季节，其实有很大的差别。

甲年的合化五行是木太过，六乙年的合化五行也是木太过，所以天干是木的年份的合化五行一般都会得出木太过的结果。

3. 两种五行都需要参考

正是因为两种五行其实都有表现，都会在气候上表现出来，所以两种五行对身体的影响都可以观察到，但是我们有的时候不知道取舍如何，所以判定体质很难。

如果以正经五行为主，我们要知道，除了年，还有月，还有日，还有时，是一个思维度的参数；但是合化的五行，那就是一个年份的，年份之中又细分了太过不及，还有春夏秋冬。所以，我们如果要考虑哪一个五行的影响力大，就必须知道这个五行的主要因素，要深入考察几个要素的比例。

正是因为如此，我们在考虑阴阳五行时，如果是用正经五行，除了年月，还有日时，这样才能完整地分析出来。比如我们在前文谈到的癸丑年的那位朋友，生辰是癸丑年，戊午月，还有乙未日，这样综合考察之后才能看出原来是木不及，而如果只从癸丑年来看的话，那就是很标准的土太过体质了。

☯ 正经五行的力量大还是合化五行的力量大

我在《运气传习录》系列中，曾经花了很大的篇幅去写十天干，主要原因就是天干其实是一个非常重要的符号，象征着整个中医的核心，也是我们中华文化的种子，研究十天干就是研究古人的思想。

其中，十天干包含了很多重要的意义，首先，十天干是中国的象形文字，所以十天干一定包含了象形文字的意义，即象思维在里面，所以说起十天干就已经有了象思维；另外，十天干其实还是一个十进制的数，比如我们知道的《四库全书》其中有所谓的经史子集，是四库，古人则以甲乙丙丁加以区别，所以十天干含有深厚的数思维；再次，十天干还代表着五行，比如甲乙表示的是木，丙丁表示的是火，所以也是五行的一种表达，而五行其实就有相互作用，就是一种逻辑，一个天干与其他十个天干之间存在着非常密切的关系。

它们之间或者是相生的关系，或者是相克的关系，或者是同性的关系，非常密切，我们说一个天干就隐含了它的"社会关系"，就包含了很多门面上没有的关系，这就是我们要挖掘的。

于是，就有了所谓的合化，合化的好处就是把它们之间的关系，变化的逻辑划出来了，变得更加微妙。比如说，我们知道每一年的春夏秋冬气候大体类似，但是同时也可以观察到不同年份的冬季其实气温是有差别的，我们如何来推测这些冬季的气温差别呢？这就有很多讲究了，如果完全按照十天干的正经五行，那是没有办法判断的。

1.正经五行力量最大，合化五行进行校正

正经五行是表达五行力量最主要的途径，但是正经五行有的时候还是存在差别，比如说甲年的春天，一般来说就是比较旺的木了，所以木太过的主运就来了，春季木肯定很旺，虽然跟不同的地支配合，会有一些差别，但是总体来说就是木气特别旺。

那么，六甲年的冬季呢？如果是冬季，则水相对旺，也会加重木的力量，此时到底是木太旺，还是水太旺呢？如果是按照正经五行的推测，那么肯定会落在木上，因为水生木，不过按照合化五行的话，就是水比较旺，就会比较寒冷。

所以，我们可以看到，年份的正经五行落实在四季时，完全按照正经五行是没办法推出来的，但是如果按照合化的五行，就可以推出来，因为合化的五行是从一个五行的变化角度来分析的，只需要知道年的天干五行属性，就可以合化出一年四季的五行力量来了。

所以我们在判断体质的时候，一般先看正经五行，然后再看合化五行，如果两者同频，一般来说就是比较明显，如果有矛盾，那是非常正常的，因为天地之道就是平衡，不可能出现单一且长期的某种力量过强。

2. 根据年份判断五行靠谱么

现在流行的五运六气体质，完全就是根据合化的五行的中气来判断五行的强盛，这种其实就是忽略了正经五行的力量，我们举一个例子，比如丙戌年出生的，那么丙本身是火，戌本身就是土，这两者合在一起，不管月日到底是什么五行，都很容易造成木火太过，但是如果我们从合化五行的角度来说，丙辛化水，水太过，还有戌土属于太阳寒水司天，寒湿之气很旺盛，就变成了寒气很重。

事实上，是这样么？肯定不是的，丙首先是火，其次才会合化水，所以它本身的主气为火，然后自然界存在平衡法则，才有合化之后的水，所以这个就很容易导致我们产生误判，最后影响我们使用药物，指导养生。

合化的五行，是五行在一起之后发生了变化，是一个变化的结果，就好比孙悟空有 72 变，但不管变什么，最终都逃脱不了本质属性就是孙悟空，五行也是一样。很多人没有看透这层关系，反而钻进了合化的五行之中，迷途不知返，这也是一种逻辑上的错误。

☯ 胆囊息肉怎么办，病好了还能减肥

一般来说，木不及体质的人较容易罹患肝胆方面的疾病，而木太过体质的人较容易罹患脾胃疾病，所以木太过与木不及比较好辨别，判断好了之后，我们再按照中医的辨证论治及五运六气理论来治疗，就可以获得很好的疗效了。

1. 学会借用天时治病养生

前面我们讨论过一个木不及体质的朋友，这位朋友在2020年突然发现自己瘦了很多，实际上跟她当时的状态有一定的关系，比如她的压力相对来说大一些了。但是，为什么在当年出现瘦下来的契机呢？不得不说，跟2020年的庚子运有关，因为庚年的五运合化之后，就是金太过，本来不足的肝胆，木不及的体质，受到的压制更严重。

我们知道肝胆的疏泄之气是造成脾胃运化能力强弱的关键因素，对于木不及的患者来说，2020年的木不及特征会更加明显，所以消化能力会被削弱，人体也会出现相对应的减肥。这对于中等身材的患者而言属于不利的变化，而对于太胖的患者，此时的减肥就是一种有利的变化。

2. 肝胆疾病治好了，人也瘦了

秦某，2020年春来诊，因为便秘，且有常年的胆囊息肉，所以来诊，根据患者自述有口苦、舌苔焦黄、大便秘结等现象，根据五运六气特点，2020年能够导致便秘的因素比较少，只有一个金太过导致的干燥，累及肝胆，所以断定是胆囊相火

旺盛，开出了大柴胡汤：柴胡 10 克，大黄 6 克，枳壳 10 克，白芍 15 克，生姜 15 克，大枣 15 克，黄芩 10 克，半夏 10 克。

服用五天后，效果明显，患者自行多买了几剂，效果比较突出。其后继续服用大柴胡汤，三个月之后，患者明显比原来瘦了，皮肤也变好了，原来大肠经所过之地很多斑点，但是自从吃了此类方剂之后，斑点消失了一大半。

按照患者的出生年月日，如癸卯年，癸亥月，壬申日，这么看来的话，是木不及的体质，刚好也有长期的胆囊问题，这种木不及的患者，本来也容易便秘和肥胖，但经过治疗之后，身体改善。木不及遇见金太过的年份，本来情况会加重的，但是患者没有顺其自然，而是选择了提前治疗，所以获得较好的效果。

所以，有的时候体质的改变，气候的原因是一个大的方面，而人为的因素也会发挥很大的作用。

第三章　木太过体质

春天出生的人更容易瘦吗？五运六气之木与天干地支之木一样么

我在前面分析的木不及体质那个案例，很明显是不能根据五运六气来推断的，因为我的那位女性朋友的体质，虽然是木不及的，但是出生的年份却是壬年，中运是木太过，而所出生的时间段，大暑之后的运气条件也是少阳相火，或者按照现代流行的运气条件来说是太阴湿土，所以理论上应该是湿热体质，也是木太过体质。但她表现出来的却是燥气盛，木不及，因此我们在推测体质的时候，不能只考虑运气条件。

我还有一个男性的朋友，出生在戊辰年的春天，按照五运六气来说，这个时候应该是火太过的中运，还有太阳寒水司天，而春季应该是比较明显的木不及，不过我那个朋友表现出来的刚好相反，是木太过体质。

1. 木不及体质与木太过体质的区别

木的功能是疏泄，所以只要有木太过或者木不及，人体的疏泄功能就会表现为太过或不及，如果肝胆疏泄太过，对应的就会有脾胃受压制，在脉象上来说就可能比较弦。

从另外一个角度，如果木不及，这个时候脉象就会表现为比较软弱，此时最容易出问题的是肝胆，所以木不及与木太过体质的区别，就是肝胆与脾胃的不同表现。其实，两者是辩证的，并不是说肝胆不好就会脾胃好，如果没有肝胆的疏泄功能，脾胃的运化也是上不去的，但是如果肝胆的疏泄太过，脾胃问题同样多多。

2. 木太过则脾胃易受伤

木太过时，按照五运六气的太少相生理论，一般会有木克土，出现腹痛、四肢疼等现象，虽然此时的土也是太过的，但是抗衡不了木太过，还是会导致脾胃受伤，所以木太过的人最大的一个问题就是脾土虚弱。

上面我这个出生在戊辰年春天的男性朋友，其实按照五运六气理论，也是很难推导出木太过体质的，但是根据他母亲的身体脾胃比较虚弱，则可以对应得上，所以直系亲属的体质也有一定参考价值。

3. 木太过的人为什么喜欢吃辛辣

前面我们说了，木不及的人喜欢吃酸味的食物，比如醋之类的，但是木太过体质的人则刚好相反，喜欢吃的就是另外一种口味了。我们知道对木有抑制作用的是金，辛味在五行属金，所以吃一些辛辣的食物，有利于帮助人体的肝胆。前面所说的酸味的药可以补肝胆，而辛味的药可以泻肝胆。

辛味的药，除了泻肝胆，其实还有一个非常重要的作用，那就是通过发散可以补脾胃。所以我们在食物中，一般都会加入一些辛味的调料，这样就可以开胃。比如，重庆、四川一带的火锅，就用花椒、辣椒等调料提升人的胃口。

南方人在饮食中也会加入一些辣椒，从而增强菜肴的口味，江西、湖南、湖北、四川、贵州等地的饮食都是偏辣的，这些辣味的调料其实都有补脾胃的作用。

☯ 吃辣为什么能补脾胃？温阳可以止痛

前文说到木太过体质，很容易出现脾胃问题，同时木太过体质的人会比较喜欢吃辛辣的食物，这跟木不及体质的人喜欢吃酸味的药或者食物不一样。因为辛辣的食物是可以帮助人体健脾胃的。

1.辛辣之物可以补脾胃

很多辛辣的食品是有温热之性的，比如我们知道的川椒，就是辛温的，这种性味的药可以增强人体的脾胃运化功能。在历代本草典籍中，川椒基本是辛热纯阳之药，入肺，发汗散寒，治风寒咳嗽。

川椒同时还可以入脾，暖胃燥湿，消食除胀，治心腹冷痛、吐泻痢、痰饮水肿（《千金方》有人冷气入阴囊肿满，生椒择净，帛裹着丸囊，令浓半寸，须臾热气大通，日再易，取消瘥。梅师用桂末涂亦良）；入右肾命门，补火，治肾气上逆（能下行导火归原。每日吞三十粒，大能温补下焦），阳衰溲数、阴汗泄精（下焦虚寒）。

所以，我们可以肯定的是，辛辣之品对于脾胃是有很强的补益作用的，但是这种辛辣之品是如何做到补脾胃的呢，或者说辛辣温阳之药，为什么那么有利于脾胃呢？脾胃不足，有一大原因就是木太过克制了脾土，所以我们需要稍微减弱太过之木，就必须用辛辣发散的药物或食物。

辛辣之物是入肺的，肺具有收敛之性，金克木，所以对于肝的疏泄功能来说，用辛辣的食物或者药物，其实就是逆肝胆之性伐之，就相当于泻肝胆。

2. 木土之间的矛盾

木太过肯定会伤害脾胃，因为木克土，但这相克的两个五行之间按照相生顺序，其实还差一个火，辛味的药很多，但并不是所有辛味的药都有利于开脾胃，只有辛温的药才可以，为何？因为辛温之药，不仅可以入肺，还能补火，补火之后，火会泄木，还能生土，这就使木土两个主要矛盾发生了缓和。

所以在治疗木土类疾病时，很多时候不需要疏肝理气，而是用一些温阳的药物就可以，在妇科疾病的治疗时，经常可以做到补火而肝脾自和。比如，我们在临床上，治疗妇科疾病因为肝气郁结时，不一定要用逍遥散，而是用桂枝法，稍微加入一点青皮、柴胡之类的疏肝理气之药，就可以获得很好的疗效。

在使用辛味药的时候，也要辨别辛味药的区别，有的辛味药是温性的，有的是寒凉的，辛凉之药很多时候并没有补脾胃的作用，对于肝火亢盛倒是有一些作用，但是对于脾胃没有太大的作用，所以木太过体质者，不太喜欢辛凉的食物。

比如我在前文说的那个木太过体质的男性朋友，对于辛辣之食物比较喜爱，但是对于一些辛凉的药物和食品相对来说比较反感，比如薄荷。

☯ 木太过之人往往比较瘦，是因为脾胃虚弱，还是因为肝胆太旺

有的时候，中医就是很直观的，我们所见即真理，所以有的时候象思维又是那么的真切，是我们解释这个世界的一个捷径。大家都知道，现代医学认为人体的脂肪消化，需要胆汁的参与，也就是说肝胆的分泌能力其实是很重要的，如果胆汁分泌不足，脂肪的消化是相对较慢的。

对于木不及的人来说，吃一点肥肉是很难受的，因为他们的胆汁分泌没那么快，消化起来相对比较难，只有胆汁分泌足够的时候，我们才能够消化摄入的脂肪。因此，胆汁的多少，其实与肝胆的功能关系密切，同时也与身形相关。

1. 肝胆具木之象

木具有疏泄之性，所以一般来说木型人会比较瘦，瘦的原因可能是脾土受到了肝木的克制，然后消化不了，吸收不

好；还有一个可能就是，脾胃与肝胆同样很强旺，这种条件下的身材就会变得很完美，身体比较壮实，但是不肥，肌肉含量相对较高。

在 2017 年，我有一个小侄子，在春天的时候也是出现了肝不及的现象，就是所谓的紫癜性肾炎，但是用的方法就是升提阳气、促进肝胆疏泄的方法，两次就彻底治愈了。而且，在治愈之后，我那侄子当年春天长高了很多，都出乎我姑妈的意料。

2. 升麻葛根汤的作用

其实，木的性除了疏泄，还有一个很重要的作用就是升提，所谓的升提就是利用人体的气机变化规律，解决阳气下陷的一些问题。

在升麻葛根汤之中，有几味药，有升麻，有葛根，还有白芍、甘草。其中的升麻是升提之药，是解毒之品，肯定是没有问题的。而葛根也有升提的作用，葛根的作用包括了很多，比如我们知道的脾胃虚弱腹泻，很多时候也可以用葛根，葛根的升提之性，也可以通过脾胃来体现。

在升提的药物之中，升麻是很常用的，升麻本来的作用是杀鬼魅，解百毒的，但是我们现在用来治疗疾病，基本上都是用来升提，用来促进肝胆的升提作用。

不过，在用升提之药的同时，我们也可以加上白芍，白芍这味药是可以用来补肝的，所以这种条件下，白芍到底是补肝还是泄肝呢？这是一个很难的问题，这味药就好比柴胡一样，只是入肝，很不好界定到底是补肝还是泄肝。

柴胡这味药，如果纯粹从升降出入的角度来说，是对人体进行升提的，但是此时的用量不宜太大，因为柴胡用量如果太大了，会泄人体之气，造成肝血虚，也就是叶天士所谓的"劫肝阴"。

同样的，我们知道葛根的用法也是比较特殊的，当我们升提之气不足时，可以用葛根来止泻，来帮助人体保存体液，但是当葛根用得太多的时候，就变成了劫胃阴的药了。

木过旺则郁，最需要疏泄条达

前面说到，木太过体质的人喜欢吃辛辣的食物，辛辣的食物有一个用途就是增强人体的疏泄功能。本来木是曲直的，但是为什么木多了就是郁呢？其实，郁本字的含义就是灌木太多了，放在一起郁郁葱葱。

草木太多，放在一起，很容易就会导致问题，树木不能伸展开来，所以会曲曲折折，对于木型人来说，曲折之象也会出现，木太过为什么要疏肝呢？其中的原因就在于我们对于郁的定义，在中国文字之中就可以体现。

1. 木太过，宜理气不宜滋腻

木不及的体质很多时候表现出来的现象是肝阴虚，但是木太过的体质是否也会表现出肝阴虚呢？答案也是肯定的，当木太过的时候人体的升发之气比较足，也就是肝阴受到了疏泄、消耗，所以容易导致肝阴太少。

在面对木太过体质的患者的时候，我们要做的主要是理气，因为肝胆的疏泄功能太过的结果就是脾胃受伤，会有腹痛腹泻的现象，此时就会用到含有芍药之类的方剂，但是不一定会用四物汤这种滋腻的药物，因为木太过本来就是肠胃问题，此时如果再用滋腻的四物汤，不仅不能疏泄开，还会腻住，反而出现更加深入的不适。

2. 木太过，痢疾多

在我的身边，有不少患者是这样，我们拿一个比较熟悉的患者来说，他是癸卯年出生的，而且还是冬天出生，出生的月份也是木较旺，所以总体来说就是木气旺，所以经常出现腹泻、腹痛，也就是肠炎痢疾。

在用药上，对这种体质的患者，我们通常会使用非常有名的芍药汤，其中重要的就是芍药这味药，因为芍药可以柔肝，可以泄肝，可以引药入肝，同时还可加入肉桂、木香、槟榔之类理气血的药。

除此之外，如果木太过导致脾胃虚，导致肠胃炎，还可以大量使用戊己丸，这个方是针对脾胃疾病的良方，但是其机理还是缓解木太过导致的问题。只不过，戊己丸针对的问题是土不及的，而肝木太过主要还是用芍药汤之类的方剂。

3. 木太过与土不及的区别

不管是木太过还是土不及，其实都会出现脾胃问题，但是两者的问题相差很大，木太过的问题肯定会有郁，就是情志上会有肝气郁结，但是土不及则不一定有。肝气郁结必定会有肝脾不和，常伴腹痛的现象，但是土不及者很多时候就没有这个郁象，但脾胃比较虚弱，没有太明显的腹痛现象。关于土不及体质，我们在后文还会详细分析。

🔯 生物为什么会长秋膘？春天是最好的减肥季节

我们知道，木太过的好处就是使人比较苗条，其实根本原因是木会疏泄，使人体的津液得到输布，同时脾胃的功能得到加强，就会加快人体燃烧脂肪的速度，起到减肥的作用。

一般来说，经过秋季的积累，动物和植物身上都长满了各种有营养的物质，通常叫作"长秋膘"，其实这就是"生长化收藏"的一个必然趋势，人类也好，动物也好，植物也好，都会经过这个过程。

1. 收藏是保持人体气血充盈的办法

我们知道，在养猪的时候，如何让猪快速育肥，没有其他好办法，只需要让猪吃好了睡，睡好了吃，所以育肥猪的时候可以加入一些酸枣仁之类的药物，这样就可以藏肝血，就能使猪很快育肥。

人也一样，只需要多睡觉，多吃，一般就能很快育肥，所以秋季来了之后，很多人开始长肥了。曾经，庆余阁在春季的时候建议大家减肥，有一些朋友试了我们的方法，获得了良好的疗效，甚至一个月达到了十几斤的减肥效果。

但是，夏末秋初的这一批减肥同志，就没那么理想了，虽然从舌苔上看，湿气消失了一大片，但体重下降不明显，这个现象让很多人觉得不可思议。甚至有的人开始减下去一点，很快又反弹了，甚至有的还出现腰围都减了但体重不减的现象。

2. 为什么在秋季容易长膘

前面我们分析过，木太过是导致身材苗条的一个重要原因，而木最旺的就是春三月，其中又以正月、二月最为旺盛，因为这个时候按照天干地支来说是寅卯月，而按照五运六气，则是木运所主的季节，也是厥阴风木所在的季节。

但是，到了立秋的时候，五行的力量发生了非常大的变化，秋季是金旺的季节，金旺了，木就会受到抑制，所以此时的人较难减肥，甚至不长肥就是天大的恩赐了。

从自然进化的角度来说，从秋季开始气候明显变凉，人类需要通过储藏脂肪来抵御即将到来的寒冷，此时人和动物都会自觉储存脂肪，所以很多人的体重开始增长。

对于很多成年人来说，长高是不可能的了，所以长膘就是增长横向的尺度了，此时就会导致身材突变。当然，此时也是控制体重的好时机，当大家都在增肥的时候，我们尽量保持好的身材，来年春天减肥，就能够瘦成一道闪电了。

☯ 为什么一到立秋，就容易感觉睡不够，浑身无力

前面讲到，五行的力量其实时刻在发生改变，比如说木的力量，到了秋天就开始式微了，开始变得非常微弱，而此时火的力量也慢慢不足了，但是我们知道的，木火的力量是导致人体瘦的一个根本原因，此时出现了衰弱，那么人体就容易开始变胖了！

在立秋前后，很多人容易出现身体不适的现象，这种现象与在立夏或者其他节气完全不一样，为什么会这样呢？我们将从木太过与金太过的角度加以考虑，从而明白五行之间的相互关系。

1.金太过则收藏之性增强

秋天到来，金气开始发挥作用，前面我们一直在讲木太过、木不及，其实对木的太过与不及影响很大的就是金，金克制木，所以木的太过与不及都与金有关。秋季来了，意味着金开始变得异常旺盛，而金的旺盛会导致木受到抑制。

金本来就代表着收气，从秋季开始人类进入了漫长的收藏季节，而对于人来说，收藏最好的办法就是睡觉，所以秋季来了之后，人类开始慢慢增加睡眠时间。

2. 为什么 2020 年金太过那么明显

2020 年的中运是金太过，其实在上半年已经开始发挥作用了，只是我们不是太在乎而已，事实上，我在看病的时候，2020 年的上半年往往只要加上一些疏肝理气的药物，就可以获得较好的疗效。这个就是金太过发挥的作用，而到了下半年，金太过的作用越来越明显，在秋季则异常明显。

金太过，克制木，所以会有疏泄不及的现象。以前我说过，脾胃的功能其实是分两部分的，一部分是运，一部分是化，所以说脾胃主运化，运是将营养物质运送到特定的部位，化是将非人体的东西转化为人体的部分。

所以当金克木之后，木的疏泄功能没办法充分发挥出来，也有可能表现在脾胃的运化上，四肢无力、困倦等症状也会出现，此时人体的代谢也会放缓，所以很多人从此开始长胖。

3. 睡眠，是增肥的一把利刃

前面提到过，如果要想育肥生猪，最好的方法就是让猪睡了又吃，吃了又睡，而我在《齐民要术》之中就看到过有关育肥的方剂，其中就有酸枣仁，这个方法一开始我还不是很理解，但是从这个角度看，我们就知道为什么要用它了。

酸枣仁补肝血，这是我们都知道的，当肝血充足之后，就会导致人类睡眠质量变好，增肥的效果也是非常好的。所以秋季来了，大家都很容易增肥，一定要注意！

4. 木太过体质者，失眠六年，治疗一个月痊愈

下面我们通过一个案例来了解木太过体质者的可能情况。

宋某，总体状况比较平和，情绪波动比较大，失眠 6 年，容易头晕，手脚发冷，怕冷，而且还有胸闷心慌气短等现象，从这些通常的情况来看，属于寒性体质，但是肝胆木郁现象比较明显。

我们再从他出生的年月日来看，庚子年，己卯月，甲辰日，丙寅时辰，明显可以感觉到患者属于木太过体质，这种体质者很容易患脾胃疾病，所以我们在关注患者的失眠问题的时候，除了关注肝胆气郁的问题，还需要关注脾胃。

第一次，我给患者开的是柴胡桂枝干姜汤，从疏肝解郁开始，患者失眠的现象缓解不明显，心慌气短现象缓解较大，可以看出，脾胃问题尚未解决，所以第二次则重点在缓解脾胃问题上做文章。

他属木太过体质，同时还有火不及的特点，所以肝气郁结比较明显，此类人还容易患抑郁症，因为问诊不是太详细，患者是否在 2012 年、2019 年患过轻微的抑郁症？在后面的年份之中，需要注意的是 2022 年、2023 年，在这两年容易患抑郁症，需要着重考虑。

木太过体质者，最大的问题不是肝胆，而是肠胃，所以需要重点关注肠胃问题，比如肠炎，比如痔疮，比如胃炎，失眠问题只是这些问题的一个综合表现。2021 年，上半年金

比较旺，所以对患者来说身体状态还可以，但是下半年是水比较旺，可能会导致患者因为失眠或者其他生活困扰而增加患抑郁的可能。

治疗此患者着重在疏肝理气，扶阳；嘱其平时宜喝陈皮姜茶或者玫瑰花茶；睡觉前一个小时，每天左右翻滚十遍。

经过将近一个月的治疗，患者的各种症状都已经改善，已经可以不用服用安眠药了。现在我们将治疗过程收录如下，并进一步分析：

首诊： 宋某，右寸微弱，右关中取滑，尺沉取缓。左寸浮，关中取缓有力，尺中取缓。心脏不舒服，头晕头痛，失眠，腰腿疼。

柴胡10克，干姜10克，牡蛎15克，龙骨10克，黄芩10克，天花粉9克，桂枝10克，川芎10克，甘草10克。7剂，每日一剂。

解析及结果： 第一次诊疗，因考虑患者是木太过体质，且有非常明显的"虚劳"症状，且有胸满症状，所以用治疗虚劳的柴胡桂枝干姜汤；服用之后，患者的各种症状得到了缓解，特别是心脏不适症状缓解了，胸闷症状也缓解，考虑到有头晕头痛，所以加入了川芎，患者也得到了一些改善。

二诊： 右寸中取缓，关中取缓微滑，尺沉取缓；左寸内斜，左寸缓，关中取缓，沉涩，尺弱沉。怕冷，胃口佳。大便正常，舌苔薄，质淡。

　　半夏 10 克，黄连 10 克，黄芩 10 克，干姜 10 克，茯苓 20 克，人参 10 克，甘草 10 克，大枣 10 克。7 剂，每日一剂。

　　解析及结果：根据前期患者服药的反馈，以及以前服用过酸枣仁之类的药方，效果不理想，且持续服用安眠药已经达到了六七年之久，本想给予酸枣仁汤再次治疗，但是患者在无意间说到经常胃胀，我再重复把脉确认，右关脉有明显的滑象。所以根据情况开出了半夏泻心汤；患者服药之后，在第三天开始出现了腹泻现象，腹泻之后感到身体比较虚，头晕，同时还有比较严重的出汗现象。

　　为何出现出汗现象？其实半夏泻心汤的用途就是和解人体之虚实寒热上下，在和解的同时人体会自我调节，所以会有出汗的现象，这种现象是人体阴阳和的表现，虽然患者服药之后表现得非常虚，但是我们坚持让患者继续服用，何以故？因为患者在前期的治疗过程中，曾经有医生建议她吃人参，但是患者吃补药就会上火，所以即使非常累，身体感觉很虚，也不敢服用人参。

　　但是服用半夏泻心汤之后，虽然有人参甘草大枣等补药，不过补了之后患者反而出现了虚象，此种现象其实是假象，人体的津液正在恢复，是一种比较明显的瞑眩反应，所以即使患者觉得自己很虚，我仍然坚持让患者继续服用。

　　为何出现腹泻？患者出现腹泻与出现出汗现象是同时存在的，其实在服用半夏泻心汤的时候，很多患者的脾胃之气得到了恢复，此时就会排出体内的邪气，这是要通过腹泻、小便或者出汗才能达到的。另外，半夏泻心汤对于很多便秘的患者，都是可以用的。此次药物吃了之后，患者睡眠、腰酸、头痛等症状都改善不少，所以三诊如下。

三诊：头晕，失眠改善，右寸中取缓，关浮取微滑，尺中取缓；左寸内斜，寸微弱，关中取缓，尺沉取缓。

半夏 10 克，黄连 10 克，黄芩 10 克，干姜 10 克，茯苓 20 克，人参 10 克，甘草 10 克，大枣 10 克。7 剂，每日一剂。

解析及结果：三诊还是给予了半夏泻心汤，但是同时建议患者使用补中益气丸，因为主要考虑患者可能是有一定的虚弱，所以在使用半夏泻心汤的时候，也要补中益气，这样才能使人体的精气充足。需要指出的是，在服用半夏泻心汤的时候，患者怕冷的症状正在减轻，吃完这次药物，患者基本上都不怕冷了。

也就是说，我们用一个含有苦寒药物的半夏泻心汤其实做到了治疗虚寒的效果，至于为什么会出现这种现象，我们在最后给出答案，进行分析。患者吃完这 7 天药后，睡眠等各种症状基本恢复正常。

四诊：胃胀基本消失，头痛头晕减轻很多，失眠基本痊愈。左寸内斜，关中取缓，尺沉缓弱；右寸微滑浮，关缓，尺缓。舌质微红，苔薄。

半夏 10 克，黄连 10 克，黄芩 10 克，干姜 10 克，茯苓 20 克，人参 10 克，甘草 10 克，大枣 10 克。7 剂，每日一剂。

解析及结果：此次是最后的一次开方，之所以还是开这个方，主要原因则是患者的脾胃还没有完全恢复，而且在一开始治疗时，患者明显有虚寒的现象，不过在吃半夏泻心汤之时，患者的虚寒现象反而减轻了，这就是半夏泻心汤为什么可以继续服用的根本原因。

按语：本案中的患者体质是木太过体质，为什么使用半夏泻心汤？

本案的患者是典型的木太过体质，总体来说木太过，火稍弱，所以患者很容易失眠，很容易抑郁，我们在治疗的时候本来应该疏肝的，为什么最后还是通过补脾胃治好的？其实，这个就是我们在治疗木太过体质患者的过程中经常会遇见的问题，木太过体质的患者脾胃一般比较虚弱，但是疏肝理气只能治疗一时，并不能长久，为何？

因为我们要引导木去生火，同时还需要土来藏火，要把火藏住，才能持续温煦脾土，所以在补脾胃的时候，其实土的厚重就将火藏起来了，这就是为什么患者本来比较怕冷，但是吃了半夏泻心汤之后，反而身体热起来了的原因。

第四章　火不及体质

何为火？人不可无火

前面我们从木的角度来判断体质，发现有很多人是木不及体质、木太过体质，都有各种问题，若一直探讨下去，会发现各种体质都是有问题的，每一个人从生下来就是不完整的，都在走向灭亡，或者说"向死而生"。

1. 体质的形成非一日之功

每个人出生的时候，都是不完美的，身体或多或少有问题，但对于绝大多数人来说，出生的时候阴阳最为平衡，随着年龄的增长，阴阳之间的平衡会慢慢打破。阴阳平衡被打破的过程，其实就是体质形成的过程，体质一旦形成就很难改变了，如果要改变就需要长期的生活习惯、饮食习惯、性情等方面的改善，只有这些都改善了之后，体质才会好转。

2. 火代表什么

火代表的是热和光，都是阳性的东西，在中医的五运六气之中，君火、相火还有一定的区别。

同样，对于人体来说，火还代表着文明，也代表着光明，所以对于人体来说，火很重要，关系着我们是否能够看得见，能否看得远，能否想得通。

3. 火不及导致近视

正是因为火具有光的属性，所以火不及在很多条件下会导致近视眼，现代社会的近视眼那么多，很大的一个原因就是火不及，就会导致我们的眼睛看不远，所以在《千金方》之中，治疗近视的方剂很多都在补火。清代名医陈士铎也有类似认识。

除此之外，火不及导致的疾病还有很多，比如我们所说的抑郁症，如果从象的角度来说，眼睛看不远，是心火不足，所以没办法照远；而抑郁症，则是因为一个人的心性不够高远，只是在自己的圈圈里面烦恼。

所以不管是治疗近视，还是治疗抑郁症，火的作用都是很关键的，当然，在治疗的时候，思路又是不一样的，比如近视的产生其实是火用得太过了，也就是眼睛一直在用，导致的火不及，所以治疗时还应该从如何减少眼睛的使用这个角度加以考虑。

但是抑郁症的产生，则应从火的使用不足上，或者火没办法充分发挥其作用上来考虑，所以治疗抑郁症的时候我们通常会用解郁的思路，会用温阳的思路；而治疗和预防近视眼的时候，就通过补肾水的方式，用肾水涵住火，这样就可以使火不及得到缓解了。

☯ 阳虚的人有什么表现？与火不及体质者有何区别

阳虚和阴虚是中医经常提到的概念，如果阳虚了，一般代表这个人体内火气较衰，所以表现为一派寒凉之象；另外，如果是阴虚，则代表人体的火气没有得到很好的控制，出现了局部的火热之象，也可以看成是局部火太过的现象。

1. 阳虚则湿气重，寒气重

阳虚的表现有很多，但是按照六气的角度来说，就是一个湿气重，一个寒气重。寒气重，则水克火，所以火气没办法充分起作用，人就怕冷；湿气重呢，一般情况下，就是土气重，能够藏火，但也能郁火。

所以，对于阳气虚，从寒气的角度来说，可以看到四肢冰凉，可以看到舌质淡白，可以看到人的精神不好，欲寐；从另外一个角度分析，阳虚的人往往还会有大便溏泄，舌苔厚，舌胖大。

2. 火不及体质的特性

其实，火不及体质可以近似看成阳虚体质，我们举一个例子，来说明火不及体质。

在火不及体质中，我们要分情况讨论，有的人火不及体质很明显，但是又有点木太过的特性，这样有个抵消，这种体质一般没有太大的问题；但如果是火不及体质，同时还有土太过的属性，雪上加霜，那问题就比较大了。

火不及体质的人一般比较怕冷，每当冬季来临，就需要特别的保暖措施，这种人是典型的"能夏不能冬"，也就是说能够耐受夏天，但是耐受不了冬天。

3. 火不及也是胖的原因

在前期的分析中，我说过，木不及和木太过会导致人体变化，木太过最容易导致人体比较瘦，因为木代表的是春天，是生发之气，所以这种气如果比较旺盛，人就会表现出偏苗条。

而火其实也是炎上的，还代表了热量，所以火不及就会表现为性格比较冷静，身体寒气较重，代谢也比较缓慢，容易长胖。

正是因为木和火都是消耗人体津液的关键要素，都是向上的五行，所以对于身材的塑造有很大的关系。每年的春季还有夏季，都是木旺、火旺的季节，此时多运动，不断消耗身体内部的脂肪，就会比较容易减肥。

但是木与火有一点差别，木是曲直向上的，生发之气更重，更容易导致人体长高，而火主要是消耗脂肪助减肥的。

☯ 一个木气很旺但火气不足的抑郁症案例

在讲解我们的理论之前，关于火不及体质的，我先来说一个抑郁症的案例，因为这个案例有利于我们很好理解火不及到底是什么情况，是如何导致的抑郁症。

抑郁症是一种非常复杂的疾病，按照西医的说法是精神性的疾病，仅用药物是很难治疗的，用来治疗的药物也多是一些神经抑制剂，类似中医的重镇安神药物，中医在治疗此病的过程中往往可以发挥很强大的作用。

我举一个例子，患者暂且化名火先生吧，他出生在1987年3月，也就是在丁卯年卯月出生，这个人比较有意思，患抑郁症的时间是2019年，即己亥年。那么我们从五运六气的角度看，丁卯年，丁壬化木，所以年运是木不及，当年春天相对来说就会有一定的寒气，不过木虽不及总也是木。另外，他在卯月出生，在六气来说，其实就是厥阴风木所处的时节。综合五运六气看来，患者的运气皆含木，故而木还是偏旺的。

1. 为什么在己亥年他会抑郁

火先生火气不足，比较怕冷，也比较瘦，这个倒是符合木太过的体质特点，因为木太过则身体疏泄功能太强，所以易瘦。而正是因为火气不足，所以他平时也会有四肢冰凉的现象，而在己亥年，土不及太明显了，另外那一年还有亥水，所以火气太弱了，导致了抑郁。

2. 为什么火不及之人容易患心脏病

我们可以发现，其实抑郁症患者与心脏病患者都有一个通病，那就是他们的火气太虚弱了。抑郁症患者是因为火气不足，心阳不畅，加之对未来没有了希望，所以消极而患病；而很多心脏病患者，也是因为火不足，导致心脏阳气不足，鼓动的力量不足，所以会有心悸、胸闷等现象。

在治疗上，对抑郁症我考虑的一般是扶阳的方法，比如四逆汤、附子理中丸之类的方剂；最少也会使用含有干姜之类的方剂加以治疗；同理，对于不少心脏病患者，我们除了理气化痰，很重要的手段就是用温阳化饮的药物。

另外，抑郁症患者很大一部分人都是因为木郁所致，所以需要疏肝理气，最常用的就是柴胡类方剂，如我们熟知的柴芩温胆汤、柴胡加龙骨牡蛎汤等；而在治疗一些心脏病的时候，也需要用疏肝理气的方法，比如用四逆散加减来治疗。这个过程，其实就是通过疏肝理气来引导木去生火。

所以，火不及的人，碰见了水旺的年份，就容易出现抑郁症，这种水有的时候是五运六气的太阳寒水，有的时候则是五行之水，比如亥子之水，比如壬癸之水，在治疗的时候需要重点考虑的就是温阳散寒。

☯ 抑郁症什么时候容易好转？什么时候容易加重

大家知道，抑郁症是人类共同的敌人，有些人是在一段时间内出现抑郁症，有的人则是在相当长的一段时间内出现抑郁症，抑郁症什么时候容易加重，什么时候会减轻，有必要讨论讨论。

所谓的火不及体质者，虽容易抑郁，但在每逢火气旺的时候，就会比较开心。有些人在年轻的时候火气不足，属火不及体质，但随着生活的改变，性格的变化，也会变得火气太过，所以这始终是在一个变化的过程中。

1.抑郁症何时加重

我想举两个例子说明此事。对于抑郁症的加重，有的是逢寒冷的时候加重，比如我们知道的在五运六气之中，太阳寒水代表的是寒水，是寒冷，对阳气的损伤是最厉害的，所以每逢太阳寒水偏旺的时候，抑郁症就容易加重。特别是当夏季来临，本来阳气应该强盛了，却没有强盛，这个时候抑郁症就会加重。

如我们熟知的，2018年的夏季，因为有一个太阳寒水司天，所以夏季应热而不热，而在这一年的夏季，据我接触的案例看来，不少人都有轻度的抑郁症，在中医看来，则是火气被郁，寒气较重。

除此之外，从天干地支正经五行的角度来说，逢水旺的年份，有些人的抑郁症也会加重，比如我有一个朋友，其实非常开朗，但是在2012年的时候，也就是壬辰年（壬癸为水），居然出现了抑郁症，但是过了壬辰年，又变好了。

2.抑郁症何时好转

在现代社会，抑郁症往往是长期而广泛地伴随人们存在的，只是有些人的情况没有严重到影响生活而不太明显。其实人的一生都有或多或少的不如意，如果没有很好地处理，就会导致抑郁。

曾经有一个领导，也是非常喜欢读书，非常喜欢思考，但是患了抑郁症，而且这个抑郁症一患就是十年。直到丙申年，从这一年上半年开始，抑郁症才得到很好的控制，并且医生认为此病已经治愈了。

其实丙申年这个火年虽然火势不是很足，但是也足以使人的阳气得到补充。就好比壬辰年，虽然水不是很旺，但是也会抑制火的势头。

我通过对这两个案例的分析，得出了一个结论，那就是逢火气旺的节气和年份，抑郁症会减轻，会得到很好的缓解。需要火气，需要温暖，才能将抑郁的状态改善。

同理，我们如果从一年四季的角度来看，逢火气旺的夏天，有助于抑郁症改善，所以夏季是治疗抑郁症的好时机；但是到了冬季，不少人的火气被克制，此时阳气难以舒展，对于抑郁症治疗也不利。

第五章　火太过体质

满脸青春痘，可能是火太过体质作祟

前面我们用了一定的篇幅来介绍火，其实五行之火也代表中医所说的心脏，而心脏的精华很大程度体现在面部，所以一个人若想满脸桃花之色，就必须心情愉快，否则日久天长脸色就会比较难看，甚至会影响容貌。

1. 火主要表现在脸上

一般来说，"丁心戊胃己脾乡"，丁火代表着心火，丙火代表着小肠之火。小肠的状态如何，从脸上较难看出来，但是心火的状态如何，很容易表现在脸上。

火太过者，由于火是炎上的，所以表现出来的特点就是火往上走，脸部的气色比较红润；火又代表着光明，所以此类人也会偏向于比较热情，喜欢帮助别人等。

2. 人为什么会长青春痘

很多人比较奇怪，为什么有些人有很多青春痘，其实绝大多数的人都是因为火气旺导致了青春痘。尤其是在青春期的男女，火力大，浑身有使不完的劲，所以青春痘容易冒出来，有的则是从小时候开始就一直有。

如果是短暂的青春痘，有些是心火上炎导致的，只需要调理一下就可以好转，但是有的人的青春痘过了青春期还是存在，这种多是由体质导致的，即我们所谓的火太过体质。

举一个例子来说明，我的一个女性朋友，1989 年出生，春天生的，按照运气来说，己巳年，当年的春天主运是木不及，客运是土不及，但是厥阴风木司天，初之气是阳明燥金，总体来看，其实并没有火太过的气象，只是有点燥气比较旺盛。但是，从天干地支的五行来看，那就是己巳年，丙寅月，其中的火的成分很明显。

因为巳火也是火，丙火还是火，很明显的火气非常足，所以她的问题就是脸上经常有青春痘，而且在性格上也表现得比较急躁。

3. 如何应对火气太旺

针对这种火气上炎的问题，一般我们会有三种思路来解决，最直接的方法就是用寒凉的药物扑灭火气，比如三黄泻心汤，或者黄连解毒汤，不过这类方剂不可以长期服用。

火太过者，普遍还会有一点阴虚，所以一般在清热的时候需要滋阴，比如用四物汤、六味地黄丸。

火太过，既可以用水来涵，也可以用土来藏，所以通过补脾胃而藏火、消火也是常用的方法，比如我们常用的补中益气汤就是这种思路的体现，半夏泻心汤用人参、甘草、大枣也蕴含了这种思路。

☯ 熬夜——火太过的人的爱好

在现实生活中，总是有那么一群人，可以经常熬夜，熬完了夜，也貌似没有什么反应，但是有另外一群人，则只要稍微一熬夜，就会身体不舒服，甚至会出现亚健康状态，为什么会这样？有没有什么方法可以改变的呢？

1. 生长化收藏，对应木火土金水

在一个人火太过的时候，往往意味着金水不足，因为火太过会克制肺金，消耗肾水。这类人经常会有皮肤性的疾病，而且这种皮肤疾病多是热性的，治疗的时候需要用苦寒之药，需要滋补肾水。

其实，就一日而言，生长对应的是从凌晨开始到中午这段时间，化则是中午到下午这段时间，收对应的就是傍晚到晚上了，藏则是晚上八九点以后到凌晨这段时间。

所以，如果一个人的木很旺，一般而言凌晨会比较有精神，会有起得比较早的现象，但是如果是火太过，往往喜欢夜晚加班。而火不及的人，一般不喜欢加班，不喜欢熬夜。

在历史上，就有不少喜欢熬夜的名人，传说张之洞就是一个，他比较喜欢熬夜，每当夜幕来临，他就开始办公，一直办公到凌晨。他的这种体质就是很明显的火太过体质，虽然喜欢熬夜，但是完全不耽误他活得很长。

2. 火太过的人为何喜欢熬夜

其实人的养生，很多时候不是一成不变的，需要顺其性而已。对于火太过体质者来说，他们熬夜会比较舒服，虽然长期这样对身体不好。

因为火太过，人体的气易往上走，晚上熬夜可以借助黑夜的力量，也就是金水的力量来压制火，这样反而感觉比较舒服。

不过需要注意的是，每个人的五行的太过不及只是相对的，总体还是要尽量追求平衡，所以熬夜也好，早起也好，不要太过，否则不利于长期维持阴阳之间的平衡。

另外，火太过的人，因为火气旺，体温比较高，所以一般喜欢喝水，而且这种人喝水也不容易长胖，因为这样可以达到一种平衡。但有的人，火不及，或者土太过，身体储藏保持水分的能力较强，这种人再喝水就很容易长胖了。

火太过，会克制肺金，易导致鼻炎

前面说过，火太过会导致面部青春痘高发，其实还有一个重要的问题，那就是火会克制肺金或者大肠，所以火太过的人还易患鼻炎，我们在治疗鼻炎的时候，可考虑使用泻火的药物，也可以考虑补肺的药物。

1. 火太过体质，鼻炎反复

曾经有一个患者，第一次来找我看病的时候主要还是因为月经不调，当时我按照惯例给予了桂枝法治疗，结合补肾，滋阴，短期内获得良好的疗效，后来其主要问题变成了鼻炎，再调理时就变成了治疗鼻炎为主。

这个人比较没有耐心，躁动，脾气也不太好，阴虚比较明显。再从出生的时间上来看，出生在壬戌年，午月，总体看来，火气非常旺，所以这类人属于火太过体质，所以当火太过的运气再次来临的时候（2018年，戊戌年，中运火太过），患者的鼻炎就加重了。

2. 柴胡桂枝干姜汤可治鼻炎

2020年，庚子年，本来是金太过的年份，但是同时也有一个少阴君火司天，所以肺金也会受到很强烈的抑制，患者的鼻炎又加重了。

因为有金太过的力量在，又有君火司天，所以患者在肺金受到伤害的同时，肝胆也受到了伤害，而且我在把脉的时候，发现其关脉有问题，所以就开了柴胡桂枝干姜汤。此方寒热并用，疏泄肝胆瘀结，宣散郁火，所以患者好得较快。

一般而言，在一个人的一生之中，有的时候会有火太过，有的时候会有火不及，但是如果一辈子都处于火太过的状态，那么才算是真正的火太过体质，这种体质需要长期酌情补肾水，清热。

🌓 火太过，脾胃和皮肤都容易出问题

心火为君火，言下之意，心火是人体火中之君，掌管着一身之火，心主神明的功能正以此为基，所以很重要，火不及体质者就容易出现心脏问题，有的是先天性心脏问题，有的是后天导致的。但是，火太过同样会出问题，前面我们分析了不少火太过体质的特点，其中较常见的是面部的青春痘，一般来说青春痘都是长在额头和两颊，严重的则是全脸都有。除此之外，还有其他一些易出现的问题。

1. 火太过，皮肤容易过敏，鼻炎也难断根

经曰："诸痛痒疮，皆属于心。"在中医的辨证论治理论体系内，皮肤的问题或多或少可以与心火搭上关系，特别是心火太过的时候，人体皮肤就容易出问题。

另外，当心火太过的时候，胆火也会比较旺。这是因为，木与火是同一性质的五行，都是朝上的，发散的，这也是为什么我们在治疗鼻炎的时候，可以用疏肝理气的原因。肝木得到疏泄，釜底抽薪，心火胆火皆衰，则心胆之火上炎导致的鼻炎就会好转。

2. 火太过导致的脾胃与皮肤问题

一般而言，火太旺的人容易便秘，便秘又会进一步加深火太旺，所以肠胃的力量与火的力量总是息息相关。小肠之

火是丙火，这种火相对来说容易太过，跟心火不一样，心火较容易不及。

2020 年立秋左右，我接诊的不少人出现了便秘的现象，由于便秘是家常便饭，所以很少有人关注，但是由便秘引起的上火，还有皮肤问题，倒是很能引起大家的注意。其中有一个患者，就是因为长期的便秘，导致了面部严重过敏，但是患者不知道是便秘导致的。

患者自述：医生您好！打扰医生了，请医生抽空帮我看下我的皮肤情况。我的皮肤本身容易发红，敏感，今年特别不稳定。在 4 月份我有一次很严重的发红过敏，吃了中药没见好，后面吃了西药用了护肤品稳定了。刚过 7 月底我的皮肤又感觉特别干燥，然后某天醒来整个脸又红，用了之前的涂抹药退红，但很干很粗糙，今天突然额头发红，红点分散，还有，这个月的例假推迟了三天还没到。这种情况真的很令人苦恼，请医生帮下我，感激感激！

我看了患者的舌，发现舌苔黄腻，舌质红，因为有非常明显的便秘，而且逢秋季来临，结合当年金太过的运气特点，所以给予了大柴胡汤加减：柴胡 10 克，枳壳 10 克，白芍 15 克，炙甘草 10 克，黄芩 10 克，法半夏 6 克，大枣 10 克，大黄 6 克。

吃药的第二天，患者就开始腹泻了，但是脸部过敏问题也在两三天之内好了七成，此案其实就是一个火太过导致的问题，关键就在小肠火这个点上。

☯ 为什么很多人秋季鼻炎加重

前面举了一个例子，主要是分析因为火太过导致的鼻炎，但是有的鼻炎是在春季加重，有的是在秋季加重，大多数都会在秋季加重，为什么呢？

其实，我们在分析火太过的时候，主要考虑的是火会克制肺金，所以导致了很多鼻炎朋友很不舒服，但是同样是鼻炎，有的是春天加重，这个时候其实主要还是木发挥了作用，这种鼻炎患者一般是风寒型的鼻炎，因为木旺了，火旺了，肺金受到的损害还更厉害，所以鼻炎会加重。

但是，有的鼻炎则是在秋季来临的时候才会加重，这种加重就不一样了，因为秋季来临的时候，主要是金的力量加重了，而我们都知道，金的力量主要就是燥气，燥气加重会使人体的津液受到伤害，不少人出现了便秘，而便秘使得火气更为旺盛，此时的金气虽然加重了，但是火气加重得更加厉害，自然也会导致肺金受伤更厉害。

1. 每逢秋季即犯鼻炎的患者

我们先讨论一个比较特殊的案例，这个案例可以说是火太过的典型，这个患者的出生年月日是辛未年、丁酉月、癸巳日、丁巳时。

辛未年出生，从五运六气来说，整年是水不及，金太过，火太过。其实这还不是很严重，如果从天干地支的角度加以分析的话，就更严重了。

这个患者的出生月本来是酉月，这时的气候比较干燥，但是月天干是火，日主生的日子也是火，关键出生的时辰还是火，所以可以看到患者的火气非常旺，所以这个患者的体质总体来说就是燥热太过，而她本人确实一年到头都是四肢火热，手心发热，看起来就是阴虚的状态。

阴虚的状态，本来就耐冬不耐夏，到了夏秋之际，就会出现各种问题，2019年秋季，本来是金太过的主运，所以这年的秋季，还未立秋，此患者鼻炎就已很严重，最后用柴胡桂枝干姜汤治疗，稍微好转了。

2020年，立秋左右，患者又开始发作，一天到晚都是鼻涕不停地流，所以这个患者很是恼火。我通过网络看了舌苔之后，发现寒湿很明显，但是患者又说手脚心热，而且胃口还非常好，但我还是认为是寒湿，给了附子理中丸，但吃了一天，效果几乎没有。

我根据她的症状，建议她吃风热感冒颗粒，这次吃下去之后，效果非常好。

2. 火太过，那就滋阴泻火

上述患者的身体之中火气很旺盛，所以在治疗的时候应该用滋阴或者泻火的方法，都可以获得较好的疗效，但是考虑到发病部位是肺部，所以需要用宣发肺气的方法，于是我用了风热感冒颗粒，当然后期的治疗可以考虑用六味地黄丸。

从这个案例，我们可以看出，火太过体质在现实生活中很常见，但是这种体质之人为什么有的更容易在秋季发病，而不是木火旺的夏季呢？我们必须清楚，那就是这位患者的火气旺，但是燥气也旺，所以逢燥气旺的季节，病情也可能加重；如果这个患者在火气旺湿气也很旺的季节出生，那发病的常见时间，估计就不是秋季了，而可能是春季或者夏季！

☯ 火太过体质者，为什么会患乳腺纤维瘤，发病有什么规律

我们在前面的探讨中发现，其实所谓的五行有两种情况，一种是合化的五行，一种是正经的五行，虽然这两个五行体系各有特点，但是在中医理论体系内，其实两者都是有很大作用的，涉及范畴相当广。

正经五行之间，有着很强的作用，可以相互生克，但是我们的五运六气则用一个合化的五行，这两者之间存在着微妙的关系，我们不得不重视，两者都可以有很好的运用。下面通过一个案例，来尝试分析一下肿瘤。

1. 有些火太过体质者更容易患肿瘤

有一个患者，我们把她暂且叫作 H 吧，2020 年被发现患了乳腺纤维瘤，于是选择了做手术，手术之后恢复得还可以，这种疾病是怎么导致的呢？是因为饮食习惯？还是居住环境？还是性格特点？我们在判断体质的时候，其实是从多个角度加以判断的，所以对这种患者的体质，我们可以从生

活习惯、饮食习惯、出生的环境等来判断。

患者出生在 1989 年，即己巳年，农历二月份，也就是丁卯月，日子是丁亥日，关键的还是出生在中午。己巳年出生，所以火气比较旺，还是丁卯月，丁日，时辰也是中午，所以基本可以断定的是，火气太旺，所以她的体质就是火太过体质。

在前面的内容我们分析过，火太过体质者一般比较乐观，喜欢经常熬夜。我问她，是不是经常熬夜，能不能不熬夜，她的回答是"睡不着"，其实喜欢熬夜的本质就是睡不着，有的是主动睡不着，有的是被动睡不着。

问完这些之后，我再问了一句，肿瘤是不是在今年夏天发现的？她回答是的，而且现在也口腔溃疡，老是失眠。

2. 为什么病情在夏季加重

我们在前面的探讨中，发现五运六气的五行与天干地支的五行，对于一个人的疾病的发生都有直接的影响，而且其五行属性也是随时变化的，在其中都可以找到一些蛛丝马迹。患者首先是有火太过体质，这种人碰见火太过的年份，不管是天干地支之火，还是五运六气之火，都易出现相应的变化。

此患者本身就有乳腺的问题，又遇见 2020 年夏季的运气条件，就容易导致疾病加重。

因为 2020 年是庚子年，虽然在天干地支来说，是金水相生，但是从五运六气的角度来说，上半年是少阴君火司天，同时夏季是火太过的主运，还有水不及的客运，总体来说火是太过的，此时对于火太过体质的人来说，就会比较难受，所以患者在这个时候发现患有肿瘤，也不奇怪。

但是，我们要看到，从下半年开始，火相对来说没有那么旺了，所以患者虽然患了这个疾病，做了手术，但后期的恢复相对较好，除了正确有效的治疗，得天时之助，也不可忽略。

☯ 癌症探讨

很多人会说，癌症的形成是因为寒气，也有人说癌症的形成是因为经络不通，所以现在很多人推崇扶阳，推崇艾灸，但是很少有人会推崇滋阴，那么癌症到底是怎么形成的呢？

一个人的体质，火太过比较常见，土太过也比较常见，但如果火土都太过，癌症发病率就可能会偏高。土太过会导致人体的气机不太通畅，经脉堵塞，火又太过，郁于其中，日久就可能产生各种问题，这可能是癌症发生率偏高的原因之一。

癌症与中医的厥阴病有一定关联。从伤寒的角度来说，厥阴病有一个关键表现，"阴阳气不相顺接"，另外一个则是"热深厥亦深"，所以一个患者的经络不畅而火热之气越旺盛，就会表现出来厥逆也越严重。阴阳气不相顺接的根本原因就是经脉不通，就是土的壅滞之性过度发挥了作用，而热深厥亦深，就是郁火太过导致的问题。

另外，在伤寒气化六经之中，很有意思，比如说为什么是太阳寒水，因为太阳本来是温热的，刚好与寒水相对应，两者放在一起，就可以达到一种中和的作用；厥阴风木为什么要放在一块？其实道理很简单，厥阴病在一定程度上就是火土的壅滞之病，壅滞之甚就可能导致癌症，此时如果有一个风木来疏泄，疾病就可能得到缓解。

☯ 安土敦仁与仁者寿

五行太过不及体质，其实与中国传统文化，特别是宋代以来的义理是一脉相承的，这也是我们提出这个学说的一个重要理由，前面所说的火土太过容易导致癌症，其实就是在这种条件下，人体就容易形成所谓的"积聚"，也就是现代的癌症。

1. 何谓积聚

《灵枢·五变》："人之善肠中积聚者……皮肤薄而不泽，肉不坚而淖泽。如此，则肠胃弱，恶则邪气留止，积聚乃伤。"《黄帝内经》里还有伏梁、息贲、肥气、奔豚等病名，皆属积聚范畴。很显然，积聚产生的原因就是一个人的气血津液在局部不能流通了，也就是土的壅滞太过，所以导致了积聚，形成了现代的癌症。

另外，按照现代西医的研究表明，癌症的出现跟人体的衰老密不可分，细胞的癌变基本上是伴随着人体衰老而产生的，所以高龄患者癌症发病率明显偏高。

2. 安土敦仁，仁者即寿者

在孔老夫子的习惯中，有一句很有名的话，那就是"安土敦乎仁"，意思就是一个人如果能够安心在一个地方，就可以增强他的仁爱之心。在中国汉代的理念之中，仁义礼智信又是与五行相对应的，其中土对应的是信，木对应的是仁，一个人的土木旺，自然可以增强他的仁信之心。

孔夫子还说"仁者寿"，什么是仁者呢？其实按照五行的观念，一个人如果木相对比较旺盛的话，就容易长寿，为什么？很多人可能不理解，不是土越旺越好么？怎么反而是木越旺越好一些？

其实，这个跟我们的民族所处环境有关，因为我们所居住的环境其实是"东方实西方虚"，天地之气是木太过，这个时候就需要顺着天地之道来生活，只有这样才能长寿。回到我们开始讲的内容，一个人火土太过，壅滞不通时，容易导致癌症，其实就是衰老的表现，而当我们的身体木气充盛、生机勃勃的时候，就不会有那么多的结节，不会有那么多的经脉不通，因为木主疏发，虽可克土，但亦可疏土以防其过壅，此乃克中有生之道，为五行生克之深秘。

时值盛世，经济发达，人类的食物需求已经得到了非常好的满足，所以绝大多数人都是土太过，壅滞太过，经络不通、痰湿壅盛者居多，而癌症发病率也确实在逐渐增高，这是当今社会人类寿命及生活质量受到限制的一个关键因素。理清思维，正确应对，于国于民非常重要。

第六章　土不及体质

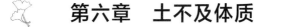

土不及体质者的特点

对于五行太过不及体质而言，有很大一部分内容是需要从性格的角度加以讨论的，即可以根据性格的特点来辅助判定一个人的体质。

前面讨论的木火体质，其实都是从象的思维来考虑，没有深入讨论性格，而实际上木太过的体质或者木不及的体质者，都有一些性格特点。如果是木太过者，在性格上往往有一定的曲直之性，相对来说做事比较含蓄，所以我们在判定某人体质的时候，常用的除了看其经常生的病，还有就是看为人处世的方式。

1. 脾胃不好，性格不稳

土不及与木太过不一样，不懂五运六气太过不及理论的人会认为，土不及就是木太过，木太过就是土不及，事实上，木太过虽可能导致土不及，但也可能伴有土太过，所以土不及并不等同于木太过。

五行之某行太过不及，只是以一个五行作为核心点，其他问题围绕其展开，土不及体质者，一般而言，其脾胃会有一些问题。当然，因为土也分阴阳，所以有的是脾有问题，有的是胃有问题，有的时候会有很大的差别。

土在中国哲学之中，或者说汉代的五行分类之中，对应于五常之中的信，也代表着稳定性，在人体而言，一个人如果土不及的话，不仅脾胃会不太好，很多时候性格也比较跳跃，做事稳定不下来。

2. 土爱稼穑

我们知道，《尚书》之中对于五行的解释，还是比较权威的，也被后世的五行学说所采纳，里面的很多内容，都有很强的现实意义，比如木曰曲直，其实我们从很多木太过体质的人身材上也看得出来，一般比较苗条，曲线明显。

土爱稼穑，是什么意思呢？其实，就是说土可以生出万物，所以土在一个人的生命中发挥着非常重要的作用，如果一个人的土不及，也就是说这个人"生出万物"的能力就会差一些，此处所说的"生出万物"是一个比喻，既可以形容人身体的活力，也可以形容工作能力，还包括创造性的思想。

我们知道，土对应脾胃，而脾胃是主思考的，所以当一个人土不及的时候，就会经常过度思考，虽然思考得很多，但难以抉择，多无结果。

反过来，一个人如果过度思考，一定会伤及脾胃，伤及脾胃之后，这个人会相对较瘦，又会回到前面说的木太过的体质类型，不过从根本上来说，木太过与土不及是不一致的，没有可比性。

其实这种人就是缺乏安全感、稳定感，所以需要不停权衡，所以会不安，会不确定。但是，一经确认关键点，这类人思考问题往往比较全面，做事比较顺利。

☯ 为什么一直换工作？心性就是定不下来

前面我们分析了土不及体质的特点，下面我们就从几个案例来分析这类体质类型，首先我们要说一说一位女性朋友，她叫 D 小姐，1986 年出生，我们知道 1986 年是丙寅年，所以从这个角度来看，是水太过的中运，主运中土太过。

不过这个小姐出生在夏天，也就是癸巳月，巳月总体来说是火较旺盛的，但是我们从五运六气的角度来说，此时的主气是少阴君火，客气是太阴湿土，主运是火不及，客运是木太过，从这个角度来看，其实没有明显的太过不及。

那么我们从中正五行的角度来说，丙寅年，癸巳月，辛酉日，这样来看，其实很明显就是没有一个土，所以她的人生轨迹处处充满了变数，她从 17 岁开始出去打工，在一个固定的地点待的时间就不会超过两年，工作经常换，就没有一个稳定的时期，看似偶然的命运，其实与体质导致的心性有密切关系。

她口才较好，说话比较有艺术，曾经的梦想是当一个老师，但是因为种种原因没有当成，所以最后只能做一个普通的打工者。因为她不喜欢稳定，后来就做起了销售，这个工作对于她来说倒是得心应手。

☯ 土不及体质会导致什么病

D 小姐其实也经常生病，主要生病的类型就两类，一类是脾胃疾病，比如她经常会有胃下垂，会气色不好，一类是月经病，经常是出血不止，也就是所谓的崩漏。

在治疗的时候，我们通常会用补中益气汤，还有胶艾汤，一个是补中益气疏肝理气的，一个是补肝血柔肝止血的。其实我们可以看到，补中益气其实就是针对这个患者的土不及，稍微还有一点木太过。胶艾汤针对的是患者的火太旺，需要滋阴来止血。

☯ 土不及的患者，什么时候疾病会加重呢

我们知道，这个患者是土不及的，所以遇见木年，就容易出现身体不适加重的情况，比如甲午年，也就是 2014 年，还有就是 2015 年，这两年她的身体明显感觉不舒服。另外，在逢土旺盛的年份，就会过得比较舒服，疾病较少，比如 2018 年（戊戌年），还有 2019 年（己亥年）。

这个土不及的患者，在出生年月上来说，没有看到跟土有关的天干地支，所以会比较明显。不过，从家族病史来看，D 小姐的家族之中，倒是没有明显的脾胃疾病史，这也是我们在分析体质的时候可能需要注意的一个点。

☯ 土不及体质，身体主要毛病只是胃不舒服吗

土不及体质与土太过体质是相反的，土不及体质是因为其他原因导致了土的稼穑功能没办法发挥，所以无法滋润身体，这种人最容易出现的问题就是脾胃问题。

1. 何谓稼穑

土爰稼穑，是出自《尚书》的典故，尚书对五行有自己的定义，"种之曰稼，敛之曰穑"，土的功能就是让我们可以种地，可以收获，所以土可以培育万物，也可以成长万物，所以土的作用是很重要的。

土的功能在自然界是化，所谓的化就是使物质发生质变，即将不是自己的东西转化为自己的东西，那么对应于人体就是把吃进去的东西转化为自己的东西，所以土不及体质的主要问题就是脾胃的问题，就是将异己转化为自己的过程中所出现的问题。

2. 胃不舒服就会瘦？还是另有他故

很多人可能会认为，土不及就是代表脾胃不舒服，自然就很难吸收来自食物的营养，就会出现人相对来说比较瘦？只要我们读过一些《脾胃论》的内容，就不难发现，脾胃有问题的人，不一定就会比较瘦，很多胖子其实也有脾胃问题，所以土不及不是人胖瘦的原因。

一句话，土太过体质的人，也有可能是瘦子，土不及体

质的人也有可能是胖子。胖瘦主要还是与木有关，跟土的关系不是太密切。

前面我们举了一个例子，那就是 D 小姐，他是典型的土不及体质，表现出来就是胃下垂，但是人相对比较瘦。那么，今天我们再分析一个 L 小姐，这个朋友是相对比较胖的，但是依然是土不及体质。

L 小姐是出生在 1987 年的北方人，具体日期是丁卯年，壬寅月，癸巳日，这种体质按照五运六气来说，中运是木不及，不过出生的时间是春季，刚好是两个木不及的主运客运，主气客气分别是厥阴风木，太阴湿土，所以木火之气还是很旺的，不过从主运客运，主气客气来说，看不出土是否不及。

但是从正经五行来看，生辰的干支没有土，所以属于土不及体质，这种体质刚好还有木气很旺，丁壬化木，年月都是木，木太过很明显，木克土，所以这也相当于土不及。

因为这位朋友表现出来的特色其实是土不及为主，比如做事不稳定，脾胃问题严重，但是由于不是那种苗条的身材，所以木太过的体质没有那么明显，较明显的是土不及的体质。这个小姐姐，一直在考博士，也是学中医的，不过一直不稳定，一会儿想考一会儿不想考，来回变化。所以我们通过几个案例的分析，还有一些解析，可以看出，土对于一个人的重要性，有些人的土不及体质不仅仅导致身体的疾病问题比较严重，还会出现人际关系的问题，主要就是做事不稳定，就不能踏踏实实地"稼穑"了，自然难有收获。

第七章　土太过体质

🌓 土太过则胖肿

在前面，我们分析了木太过还有木不及，火太过和火不及的几个体质类型，这些体质类型在特定时间都可以明显表现出来，或者发病，或者不舒服。

对于木太过与不及来说，如果是木太过，则碰见春季或者属木的年份，疾病就会比较严重，或者会发病。而对于木不及的人，每当秋季来临，就容易不舒服。

同样，我们看到火不及体质的患者，如抑郁症患者，在特定的时间，病情就容易加重或减轻，这可以作为疾病预后的重要参考。如果我们只用辨证论治的思路，仅以临床经验为总结，那么体质就只是体质，不可能实现更高层次的诊断。

仅探讨一般性体质，对于指导临床虽有很大参考，但是对于何时发病，何时加重，何时减轻，没有预判作用，这样使得我们临床时很难判断疾病的痊愈到底是药物发挥了作用，还是气候本身的变化导致疾病痊愈的，所以探讨体质，之所以要引进时间概念，还有空间概念，根本原因就在于从更高层面把握病机，尽可能增加治疗胜算。

☯ 为什么有人水肿都是五月发

在探讨之前，我们先了解一下一个现象，有些人在特定的时候会出现身体问题，有的人头痛，有的人会水肿，有的人会肾虚，我们就说说水肿。

水肿按照中医辨证论治的思路，其实就是水湿太重了，而每年的 5 月 20 日左右，按照五运六气的推断，此时主气是太阴湿土，而主运多是火太过，或者火不及，火与土相生，这样湿热之气就很明显。此时很多本来湿气重的患者就会出现水肿。

对于水肿的现象，我们通常会分成皮水、风水、里水、石水，等等，但是最基本的原因是什么，这个就不好说了。而此时，水湿太过一般会导致肾虚、水肿、腹胀等问题，所以肾虚的患者碰见水湿盛的时节，就会疾病加重，其中有些会出现膀胱气化不利，小便点滴不畅。

当然，有些人因为湿气太过，变胖了，有些人因为水湿太过，有浮肿，而有些人就比较悲惨，不仅胖还浮肿。

☯ 浮肿的胖，其实是一种体质——黄芪体质

在探讨土太过体质之前，我们先探讨一下水肿的治疗，在《金匮要略》之中，治疗水肿的方剂有很多，其中包括了麻黄加术汤、麻杏薏甘汤、越婢汤、麻黄杏仁汤，其中最有

名的是黄芪防己汤，还有茯苓防己汤，我们在治疗水肿的时候，还会用五皮汤。

1. 黄芪体质

著名的黄煌教授曾经提出一个体质，叫作黄芪体质，黄煌教授将这种人总结如下：

张仲景所谓的"尊荣人"，就是一种适合用黄芪及其配方治疗的体质类型，我们将其称之为"黄芪体质"，其外观特征如下：

①体虚胖或中等，肌肉必是松软不坚紧，绝不会是壮实或形体消瘦者。

②头汗、易汗、多汗必见，两目乏神多见。

③腹诊所得，腹围大于或等于胸围，身材呈梨形或呈向心性肥胖，肋膈角较宽多见，必是皮下脂肪丰厚，腹软，腹力弱，按之抵抗力弱者。小腿诊见：小腿肌肉松软但皮下脂肪丰厚，踝关节处的水肿多见，如冬天穿有袜子，可见有明显的凹陷的紧勒痕迹。

④头大脸阔，脸色或白或黄或黑不定，但必是缺乏光泽，少有红光和肤色润泽者，唇色暗淡，脸部肌肉较松弛，尤以上眼睑肌松弛下坠最为多见和最先出现。炎炎夏日来就诊的患者还多见有额头的滴滴汗珠，甚则头发都湿漉漉的。

⑤舌质以胖、大、软、淡、嫩、湿润、边有齿印、津液饱满为特征。舌苔的有无、厚薄、色泽不定。

这种人，其实就是一种体质，这种体质容易出现气虚的现象，在临床上我们经常看见水肿，而使用黄芪往往能够很好地治疗，这种按照体质的方案来开方的方法，效果非常突出。

2. 黄芪补三焦之气

这种黄芪体质的患者，是典型的"肾气虚"，所以这种患者按照现代的五脏关系来说，也是肾不好的患者，通常会出现肾炎之类的疾病。我们知道，在治疗肾病的时候，黄芪使用机会很多。

3. 土太过，克制肾水

从这个出发，我们按照五行生克之间的关系，可以倒推，肾水不足，其中一个原因就是土太过，所以遇见这种患者，我们按照水湿太过，按照土太过的体质加以划分，就会比较有意思。

黄芪体质的人因为比较胖，所以通常医生在把脉时会发现，这类人的脉象一般都是比较沉的，比较细的，因此我们也会误判，认为湿气重的人很多是寒湿，会有阳虚的现象。事实上，土是带有一点热性的，湿气重的人往往表现为湿热的也不少。

正是因为土克制了肾水，所以土太过的患者，也可能有小便不利的现象，但毕竟人体的水液代谢是平衡的，不能从下面出来，就会从上面出来，所以还可能伴有易出汗。

☯ 水鬼上身是怎么回事，200斤的胖子是怎么形成的

在探讨土太过体质之前，我们先探讨一个案例，一个患者，每年到了农历五月份，就会水肿，而且年纪轻轻就感觉肚子怀了孕一样，2020年的五月，又出现了类似的情形，有的师傅跟她说，这是水鬼上身，所以每年都会这样。

其实她就是一个典型的土太过体质，首先是她本人的脸色不太好，比较黄，同时皮肤比较松弛，舌头也相对较大，其实就是我们前期介绍的黄芪体质，所以也有肾虚的现象，表现为小便不利。

从其出生的年月来看，也可以看出其土湿之气比较严重，她本人是1998年出生，农历四月份，年是戊寅年，月是丁巳月，如果纯粹从五行的角度来看，火土之气很旺，所以火生土，土气旺。从五运六气的角度来看，那一年是火太过的中运，四月份又是火太过的主运，四月份刚好是太阴湿土主气，火来生土，所以火土之气很旺。

这种体质的人，遇见了每年的五月份，也就是五运六气的太阴湿土主气的时节，就会出现湿气重、肾气虚的现象。

☯ 减肥为什么需要补肾

为什么一个人肾气虚，我们会用黄芪来补气，而不是补肾。其实，黄芪的作用主要就是补脾胃，而补脾胃的时候，主要针对的是土太过的现象，并不是土不及的现象。

如果一个人是土不及，通常情况下是木来克制土，所以会表现出来气滞，此时再用黄芪补气就不太合适。所以黄芪治疗的其实是土太过的现象，而不是土不及导致的。所以，用黄芪治疗肾病，就是减轻土太过这个问题。

同理，如果是土太过导致的肥胖，其实也可以通过补肾来达到目的，因此我们在减肥的时候，有一个有名的方剂，专门治疗因为肾气虚导致的肥胖症。这个方就是《石室秘录》之中的补气消痰饮：

人参3钱，白术5钱，茯苓3钱，熟地1两，山茱萸4钱，肉桂1钱，砂仁1钱，益智仁1钱，半夏1钱，陈皮5分，六曲1钱。

方以六君子汤为主，然后加入一些除湿的药物，最关键的就是补肾，用熟地、山茱萸等药，其中的山茱萸除了有补肾的作用，还有很强的滋补肝阴的作用，所以这个方实际上是比较全面的，补气，消痰，除湿，补肾，各个方面都有了。

这个方对于肾气虚、土太过的患者来说，是非常不错的。特别是我们看到，有些人中焦湿气很重，这个时候有六君子汤作为治疗中焦的关键性药物，再加上一些补肝肾的药，适用范围比较广。

如果这个土太过体质，还带有一点湿热的特性，就可以考虑使用黄连之类的药物，对这类人有很好的改善作用。

脾主大腹，土太过叫作敦阜

前面我们分析了不少关于土太过的现象，还有土太过带来的身体上的感观，其实五行的太过与不及，在人的思维上，可以表现出来，同时在人体也能够表现出来，所以不管是有形的还是无形的，我们都可以通过一定的指标加以考察，而考察完之后，在治疗上就可以获得很好的指导效果了。

1.脾主大腹，土太过则腹如墩

几年前，有一个患者找我看病，主要是脾胃疾病，因为是餐馆的服务人员，饮食上貌似比我们会好一些，而且经常喝酒，所以既有胃病，又有啤酒肚。患者来诊时，我的判断则是完全的湿热导致的，所以当时根据情况就开了半夏泻心汤加减，经过将近两个月的治疗，患者脾胃疾病好了，然后出现了异常好的效果，那就是啤酒肚也消失了。

2.何谓啤酒肚

在现实生活中，特别是很多白领，因为平时的应酬多，很多人都会喝成啤酒肚，但是我们一直不知道其实这种所谓的啤酒肚就是湿气，就是我们中医所谓的"酒客"的特点。在《伤寒论》之中，酒客是一种体质，这种体质的患者不适合吃桂枝汤，否则会导致中焦化热，这样就会发烧，出现严重的阳明证。

3. 为什么湿气是土太过所致

如果大家学过五运六气的理论，那么肯定知道，所谓的土太过，其实就是湿热太过，所以我们在治疗湿热太过体质时，就应该注意，此时既要除湿，还要清热，只有在除湿与清热同时进行的时候，才能获得良好的疗效。

关于啤酒肚，我想，大概都是因为大腹胀大所致，所以基本可以确定的就是脾土太过，在中医理论中，"脾主大腹"，所以腹部胀大的根本原因还是因为脾土太过，而土太过很多时候很难解决。

前面我们举的例子，如那位经常每年五月份开始就水肿的患者，就是比较典型的土太过体质，所以她有一个很大的烦恼，那就是年纪轻轻就像怀了孕一样，肚子老是鼓鼓的。其实这就是湿热太重的原因，针对这种患者，必须用一段时间的调养，将其体质改善之后，才能彻底治好这个问题。

4. 腹部墩状到底是什么情况

关于土太过的体质，还有几个案例，这几个案例都有类似的特点，有一个比较典型的，这是一位女士通过网络想调理体质，其实就是将墩状的腹部减下去，患者是 1982 年出生的，11 月份，3 号。

她出生的时候是壬戌年，丑月，另外出生的时辰还是午时，所以从正经五行来说，就是火土太过，而火是生土的，所以最终导致了土太过。

🌓 土太过为什么会患乙肝、肠癌

回到上面提到的壬戌年那位患者，她是比较典型的土太过的患者，在我们的详细了解下，发现其家族有过乙肝病史，还有肠癌病史，这到底是怎么一回事？

这位患者是壬戌年出生的，按照五运六气合化的理论，壬戌年是木不及的年份，同时因其出生的时间是冬季，主运其实是水不及，而到了冬季的客气是太阴湿土，所以总体看来，不但有土太过的毛病，还会有水不及，也就是肾水受到很严重的克害的危险。

🌓 土太过为湿气重，乙肝属于湿浊

我们对乙肝的认识可能都是停留在肝的层面，但是临床上我们观察到的乙肝或者肝脏的疾病，其实很多都不是单纯的肝胆疾病，也不是单纯的肝胆疏泄方面的问题，而是湿浊的问题，所以我治疗乙肝、脂肪肝，很多时候都是用的除湿化浊的方法，只有这样才能真正将问题解决。

这个患者，除了得过乙肝，还有脂肪肝，家族史还有肠道癌症，从这个角度来说，土太过确实不一定是肾的问题，也有可能是肝胆的问题。

为什么说土太过者易患癌症

严格说起来，癌症的发病应该与衰老和运气有关，注意，此运气非彼运气，据国外的某些调查发现癌症的发病主要跟一个人的运气好坏有关，但是这种说法是很不科学的，居然能够在国外的权威杂志发表。我们今天说说癌症与五运六气之间的关系，要捋清楚这个关系，只有了解癌症的发病机理之后，才能找到与癌症有关的东西，才能最后确定影响因素是什么。

1. 癌症是什么疾病

癌症在中医看来，其实就是所谓的"积聚"，《金匮要略·五脏风寒积聚病脉证并治》说："积者，脏病也，终不移；聚者，腑病也，发作有时，辗转痛移，为可治。"《景岳全书·积聚》亦将两者的特征概括为"积者，积累之谓，由渐而成者也；聚者，聚散之谓，作止不常者也"，什么意思呢？

积聚其实就是人体的经络出现了问题，不能很好流通，所以治疗癌症主要就是要考虑治疗积聚，关键就是要打通人体的经络。但是，我们通常还应该关注，表面上癌症是积聚，实际上是人机体的衰老，而人体的衰老，主要还是因为肾气亏虚了。

2. 癌症是元气虚的表现

国外有一个研究表明，一个人身体内的癌细胞的出现，其实与机体的衰老程度相关，所以癌症之所以高发，就是因为人体总是会出现衰老的时候，所以癌症几乎可以与衰老画上等号。

衰老其实就等于一个人的肾气虚，肾气是人体先天之气，所以也基本可以代表元气，所以癌症其实就是元气虚的表现。另外，癌症一般都是疾病到了最后阶段的结果，而很多疾病经过一段时间的传变之后，都会出现肾气虚的表现。

3. 什么导致了肾气虚

我们在讨论癌症的时候，知道其表现，但是也要分析其根本原因，一个是机制，一个是病因，那么癌症的病因是什么呢？肾气虚，导致肾气虚的原因又是什么呢？在生活上，就是熬夜导致的肾气虚，但是从五运六气来说，就是因为五行之土太过，土太过就会导致人体的肾水得到克制，此时就会表现为肾虚。

所以，在五运六气之中，肾虚的主要原因就是土太过，而土太过其实就是湿热之气太盛，壅滞人体的经络，克害肾气的气化，导致人体衰老，最后元气虚弱，所以会得癌症。所以，在五运六气之中，每逢土太过的年月，我们都要注意，同样，土太过体质的患者也需要注意，因为这类人是癌症发病率相对较高的体质。

☯ 土太过体质的人，为什么会当"天气预报员"

每个人都有一种体质，所以每个人都有相对易患的疾病，有的是癌症，有的是感冒，等等，怎么判断，体质说了算。我们这次说说这个火土太过体质的患者。

刘某，手脚经常发凉，天气变化时经常感冒，有鼻炎，会便秘，大便黏腻，经常情绪波动，月经提前，得过乙肝，而且身体特别敏感，通过这些症状，基本没办法确定体质，所以还需要通过出生的环境来分析。

她出生在丙辰年，丙申月，还有乙未日，从这个角度看，好像是土太过的体质，但是因为时间上还有一个丙子时，所以可以看出火其实也是很强的，所以在时间环境来说，基本可以确定火土太过。

前期经过询问，得之她肠胃不太好，所以我用了平补脾胃的药物，但是在治疗过程中，效果不是太理想。其中还有出现水肿的现象，而且每当节气来临，她就会有身体不适，其实这种情形就是脾胃的问题。

火太过，所以肺金受伤，此时就可能表现出鼻炎、咽喉炎，有的时候表现为大肠经受伤，所以患者有这一系列的反应。我用了一些清热的药物，患者的月经从提前变成了稍微推后，所以火太过体质特点得到了一点改善；下一步，就是针对患者土太过的问题，进一步处理。

土太过，很容易导致人体气机壅滞，所以需要疏通，需要活血化瘀，需要理气，此时可以考虑用桂枝法，或者桂枝茯苓丸。但是这些不够，因为土太过除了壅滞气机，还会伤害肾脏，所以对于肾脏的虚弱，我们也需要考虑周全。

此类患者在后面的调养过程中，除了用补肾活血化瘀的方法，还要加强活血理气补脾胃，可以考虑用补中益气汤。

这种火土太过的体质，一般来说逢火土太过的年份，就会比较难受，比如乙未年，比如戊戌年。

但是，2021年（辛丑年）来临之后，土的力量会增强，所以在身体上还需要多注意，要想不当天气预报员，就要把这个壅滞之土活起来，平时建议泡陈皮茶喝。

☯ 土太过体质案例一则

患者刘某，按照他的主诉，可以确定脾胃肯定有问题，本身也有点胖，从第一次诊断的角度来看，是湿热蕴阻中焦，而他平时喜欢吃生冷，吃生冷之后脾胃又会出现问题，可见脾胃湿热较严重，但是又不能很快祛除。

另外，他的家族有过肝胆病史，自身也有肝胆的问题，西医认为是脂肪肝，但在中医看来其实病根不是肝脏问题，而是脾胃湿热导致的湿浊之气，所以我在治疗的时候都是用一些燥湿疏肝的方法。

从他出生的时间来看，己未年，丁丑月，辛卯日，总体来说气候相对较湿，因为己未年，丁丑月，这就有了三个土，基本可以确定患者的类型就是土太过，而土太过的患者经常需要用一些木来疏一下，不然就会有土板实不灵的现象。

1. 土太过容易出现的问题

一般来说，土太过就代表着湿热太过，如果湿热主要是在上焦就很可能导致皮肤疾病，比如湿疹就是湿热问题导致的；如果湿气在中焦，就容易导致现代常见的胃肠幽门螺旋杆菌感染，或者浅表性胃炎之类；如果湿气在下焦，就容易导致小便不利或者小便频数的现象。刘某当下表现出来的就是湿热在中焦的现象。

湿热在中焦，主要问题就是脾胃，所以我建议平时要多吃一些苦味的食物，如苦瓜、马齿苋等食材。

土太过，其实还很容易导致另外一个问题，那就是肾虚，因为土是克水的，前面所说的小便不利就是肾虚的一种表现，有的时候也会表现为夜尿多。

2. 疏肝很重要

刘某因为体质是土太过，所以我们可以通过疏肝的方法进行缓解，每年的春季，逢木年，其实肝胆的疏泄功能都能发挥很强大的作用，人体就会变得轻松很多，现实生活中，可以多吃一些有疏肝作用的药物，比如青皮、柚子等。

此时，补中益气丸可以吃一些，因为补中益气丸之中有陈皮疏肝理气，还有柴胡、升麻，对身体总体来说很不错。

关于减肥，这个事情不能在短时间内完成，所以体质的改善也需要一步一步来，并不是一蹴而就的。对于土太过体质，最关键的调理就是要尽量发挥肝胆的疏泄功能，而对于肝胆有很好作用的茵陈，可酌情作为茶饮。

☯ 土太过体质，何时变坏，何时变好

体质养生的关键，就是通过体质的判断，提前知道可能发生的变化，然后进一步根据这些情况提前预防，土太过体质者一般喜欢木太过的年份、月份，比如甲午年，比如 2022 年（壬寅年），这些年份相对来说就不错。但是在一些土太过的年份，就相对没那么好了，比如最近的戊戌年，也就是 2018 年，土太过者身体出现不适的情况就会变多。

在 2021 年，因为是辛丑年，也有土的成分，所以对土太过者也不是太好，须注意。

此类人，在 2021 年立春之前，可以提前吃一些疏肝理气的药物，特别是理气的药物，使土太过的情形得到缓解。其余年份同理。

第八章　金不及体质

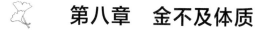 辨证准，还是体质准，我们该如何取舍

下面我们要讨论的是一个失败的案例，这个案例在辨证的时候出现了差错，导致疗效不明显。首先，介绍一下背景，我根据节气的特点，结合体质对患者进行管理，利用中药和运动帮助患者进行减肥。

第一个患者，是来自西北地区的女性朋友，主要的诉求就是减肥。根据患者填写的调查问卷表，还有面诊及问诊，初步确定患者是寒湿体质，为什么说是寒湿体质呢？首先是患者有鼻炎，舌苔白，手脚还会怕冷。所以按照我的思路，一个人如果有鼻炎，就相当于患者微微有一点表证，所以在治疗的时候，首先就是解表，我给出的就是辛温解表的药物。

在用药的时候，我其实也观察到，患者的月经周期是30天到25天不等，不够稳定，但第一步我还是按照有表证就解表的思路来，所以给的是辛温解表的药物。另外，患者本身还有一定的上火现象，也就是每次排卵的时候就会出现下颌上火，但我暂未重视。

我给出了治疗方案之后，患者吃药了，鼻炎是得到了缓解，但是不知道什么原因，体重反而没有降，还增加了几斤。

（其实，当时所处立秋前后，很多患者都会出现体重回升的可能，因为很多动物在每年的秋季都会出现长膘的现象，这种操作其实是为了更好地度过寒冬。）

调养到一半，患者觉得不是太好，所以中途撤出了，其实我的打算就是先给患者将鼻炎调理好，然后再用斡旋中焦的方法，调理上热下寒的现象。因为按照第一步分析的，患者是体寒，那么问题出在哪了呢？我们不妨从患者出生的时间环境说起，也就是患者出生的年月日时。

患者出生在1992年，5月27日，早晨。所以按照天干地支，是壬申年，乙巳月，癸卯日，早晨的时候一般来说不寒不热，所以我们主要看前面的五行的力度。巳月，总体来说温度已经比较高了，而且还有一个卯木，可以生火，所以火的力度还是比较大的。

巳月，总体来说，湿热之气比较旺盛，所以我们在判断的时候，需要看重火，虽然她出生在壬申年，这个年份金水相对较旺，但是还是比不上巳月的火旺。这样来看，只用辛温解表的药物可能就不是很准确，再结合患者的症状来看，虽然有表证，但也有中焦运化不通的现象，如果先治疗中焦，然后再治疗上焦，效果可能会好一点。

所以，我们在判定体质的时候，其实也是在确定一个基础方，基础方对了，就可以有一定疗效，再在基础方上加减，就可以进一步提升疗效。总体来说，辨证和体质还是要结合运用。

☯ 金不及则肺伤

前面我们讲过，有的时候木太过会导致鼻炎，木太过也就是肝的疏泄出了问题，其实木太过的时候，会导致金的相对不及，此时就可能导致鼻炎。造成鼻炎的原因，有可能是寒湿，有可能是湿热，还有可能是郁热，但归根结底，至少在鼻这个局部，是有热的。

鼻炎有热，不过深层次病位却是肺部，所以可以等同于火克金，所以有些人在每年夏季鼻炎就会加重，因为夏季是火的季节，此时肺金会受到克制。

1. 肺主宣肃与鼻炎

教科书说，肺的功能有宣发，有肃降，那么与肺炎有什么关系？

鼻炎其实就是人体的宣发功能得不到适当的发挥，所以表现出来的症状是鼻不通气，或者呼吸较困难。在治疗的时候，我们一般是一边清热，一边还要发散，如果是寒湿，那还好办，直接用麻黄类的方剂，发散寒湿之邪即可，这也是我们在治疗鼻炎的时候经常用葛根汤加白术附子的原因；如果是湿热，那就不太好办了，一边要去热，一边还要除湿，因为湿气在上焦，所以需要用辛凉的解表药。如果是肝气郁结导致的鼻炎，治疗的时候还需要疏肝理气，不过，疏肝理气有的时候也可以兼顾清热除湿。

2. 五行生克制化在体质判定中的作用

在前面那个失败的案例中，患者是壬申年出生，乙巳月，癸卯日，总体来说可以是水太过，也可以是火太过，但是明明有两个水，为什么还是火太过呢？其实，这就是我们在现实生活中，或者在临床中可以看见的一个现象，五行之间有一个动态的生克制化过程，如果只是通过静态观察，我们无法确定其属性，特别是寒热。但是，通过五行之间的生克制化，我们发现，其实判断起来会有一定的复杂性。

这个失败的案例，初看起来，患者体质可以说是水比较多，如果把申也当成水的话，水的成分是很高的，此时我们可以估计的是水可能太过，但是同时我们可以看到起决定性作用的月份是火，那么这个到底是火太过还是水太过呢？

其实综合来看，火只是相对来说太过，我们之所以不定其为水太过体质或者火太过体质，关键的一个要素就在于水可以泄耗金，同时火克制金的力量也很强，从此看来，金是最弱的一个环节，所以我们判定是金不及体质。

在五行之中，生克制化的力量是变化多端的，比如对于水来说，土是克制它的力量，只要有土在，水的力量就会得到限制，但是如果中间有一个金，或者金的力量相对较大，那么土的力量可能反而会通过金这个媒介间接增强水的力量，这就是制化的力量。

☯ 金不及体质与火太过体质，有什么区别

经过那么多篇幅的介绍，对于五行太过不及体质的判断应该有了一个大概的了解，但是很多人在某些时候还是会比较迷糊，比如金不及体质和火太过体质，到底有什么区别，或者两者根本就是一回事？

首先，我们需要注意的是，判定金不及或者火太过，主要还是根据患者所处环境的气候特点，比如巳午未这三个月出生的人，很容易火太过，也很容易金不及。火太过者，出生的年月日干支中一定会有很多木火，但是金不及可以是水木很旺，甚至可以没有一点火，所以我们要看到这两者的差别，不然就很难了解更深的东西。

为了说明他们之间的差别，我们通过司天方的对比来分析。在司天方之中，火太过的中运一般对应的是麦门冬汤，组成是紫菀、白芷、人参、甘草、桑白皮、姜、枣、钟乳粉、半夏、竹叶；但是金不及的中运对应的紫菀汤则是紫菀、白芷、人参、甘草、桑白皮、姜、枣、黄芪、地骨皮、杏仁。

☯ 火太过需要降气，金不及需要升气

从这两个方中我们可以看到，前面的几味药都是类似的，紫菀、白芷、人参、甘草、桑白皮、姜、枣这几味药主要就是补脾胃，燥湿，并没有太明显的升降属性，但是对应的后面需要增加的药物则有相关的升降属性了。

比如加入钟乳粉、半夏，竹叶，其实都是偏向于降气的，石钟乳本身可以降气，半夏则是降逆的君药，然后还有竹叶清热降气，火太过本身就有炎上的特点，需要加以降气；但是金不及呢，除了补脾胃的药物，还有黄芪等往上升的药物。

所以我们可以看到，在辨别阴阳虚实的时候，阳虚往往意味着阴偏胜，阴虚往往意味着阳偏盛。火太过与金不及的对比有点类似，所以阴阳之间的辩证关系，在五行的太过不及之中也是很类似的，可以用到其中的观念。

金不及，主要是金的宣发功能受到了阻碍，不能宣发则不能肃降，所以以宣发为主，需要升；但是火太过体质则是因为火性炎上，导致肃降的功能受到阻碍，最终导致了肺的宣发功能也会受阻，所以需要降气。

其实，我们会发现，木太过与金不及，木不及与金太过，木太过与土不及，木不及与土太过等等，都存在辩证关系，如果我们不加以细分，是很难辨别的，这也是中医一个很有意思的地方。

第九章　金太过体质

秋天，是湿气太过，还是燥气太过？从秋呆子说起

在吴鞠通的《温病条辨》之中，有一个条文是使用三仁汤的，原文如下：

头痛恶寒，身重疼痛，舌白不渴，脉弦细而濡，面色淡黄，胸闷不饥，午后身热，状若阴虚，病难速已，名曰湿温。汗之则神昏耳聋，甚则目瞑不欲言，下之则洞泄，润之则病深不解，长夏、深秋、冬日同法，三仁汤主之。

吴鞠通自己说："湿为阴邪，自长夏而来，其来有渐，且其性氤氲黏腻，非若寒邪之一汗而解，温热之一凉则退，故难速已。世医不知其为湿温，见其头痛恶寒身重疼痛也，以为伤寒而汗之，汗伤心阳，湿随辛温发表之药蒸腾上逆，内蒙心窍则神昏，上蒙清窍则耳聋目瞑不言。见其中满不饥，以为停滞而大下之，误下伤阴，而重抑脾阳之升，脾气转陷，湿邪乘势内渍，故洞泄。见其午后身热，以为阴虚而用柔药润之，湿为胶滞阴邪，再加柔润阴药，二阴相合，同气相求，遂有锢结而不可解之势。惟以三仁汤轻开上焦肺气，盖肺主一身之气，气化则湿亦化也。湿气弥漫，本无形质，以重浊滋味之药治之，愈治愈坏。伏暑湿温，吾乡俗名秋呆子，悉

以陶氏《六书》法治之，不知从何处学来，医者呆，反名病呆，不亦诬乎！"

这种疾病是比较常见的，在秋季来临的时候，湿热之气还没有消除，但是燥气又开始来了，这种时候的疾病，表现为身体比较重，还有舌白不渴，可以说就是一个湿热疾病，脸色还有点黄，貌似阴虚，但是又不是阴虚。在这种情况下，我们发汗不行，因为疾病不在表；泄下也不行，因为不在里，同时也不能润之，因为不是纯粹的燥气，只能用三仁汤来治疗。

再看看三仁汤这个方的组成：杏仁（五钱）、飞滑石（六钱）、白通草（二钱）、白蔻仁（二钱）、竹叶（二钱）、厚朴（二钱）、生薏仁（六钱）、半夏（五钱）

这个方主要以润燥清热除湿为主，也有些微的发表药物，总体看起来其实是针对上中下三焦皆病。此病不好治，以前在家的时候，我曾跟随家父出诊，遇见过一种秋季来了就各种发病的低烧，与吴鞠通所言几乎一致，这种人发低烧，清热也不是，发表也不是，当时我们没有用三仁汤，用的是小柴胡汤和大柴胡汤，也在半个月之内治好了。

🌓 秋季为什么会有湿气

在很多人看来，湿气与燥气是相互对立的两种气，但是只要稍微了解中医的五行关系，我们就知道湿气是土，燥气是金，土生金，他们两者之间是密不可分的，所以我们遇见一个人湿气重，很多时候也会有燥气重同时出现，比如秋季其实是金主令，本应该是燥气旺盛，可为什么在五运六气之中，长夏季节是在立秋之后的一个月之中？

这就是从五行来说，土金相生，所以在时间上，金与土需要相互之间的连续，长夏之后便是金，但是从另外一个角度来说，立秋了，还是有暑气，还是有湿热之气，这也是天地间的一个规律。

盖肺主一身之气，气化则湿亦化也。

从生理上来说，肺的气化如果不畅，则湿气不化，湿气不化则津液不生，津液不生燥气自生，所以湿气与燥气是一体两面，都是人体气化不及的结果。

☯ 湿温病，为什么可以用小柴胡汤和三仁汤

前面我们说了，湿温病之所以难治，其实是因为湿温病既有湿气，所以很难清除；又有热气，就有可能表现为阴虚发热；另外这种疾病是三焦之病，治疗起来也比较费劲，就好比伤寒之中的少阳之病。

1. 小柴胡汤本为湿热而设

在《伤寒论》中，小柴胡汤使用的标准之中，有一个关键点，那就是舌苔是否厚腻，如果舌苔无，则不可用小柴胡汤，如果舌苔厚腻，就可以用小柴胡汤。其实，小柴胡汤之

中，燥湿的药物以半夏为主，也有润燥的药物，如甘草、大枣等，其中还有黄芩，可以清热。小柴胡汤之所以叫作和解之剂，一个关键的因素就是小柴胡可以和解湿气与燥气之间的矛盾。

其实小柴胡汤主要还是为了增强肝胆的疏泄功能而设，肝胆的疏泄，单独地看就是肝胆问题，但是如果综合起来看待，就是一身的气机变化的问题。小柴胡，用半夏自然可以燥湿，但是最重要的是柴胡，是可以助肝胆疏泄的，在疏泄的过程中就可以使人的气化增强，所以小柴胡汤治疗湿气重，主要是协助气化，气化湿亦化。

三仁汤则是主要从燥湿的角度加以治疗，燥湿之后，人体的负担就没有那么重了，所以湿气消失。

从助气化，协调脾胃来说，小柴胡汤、三仁汤、半夏泻心汤其实都属于和解之剂，所谓的和解，就是要解决人身的矛盾，主要作用部位就是中焦。以此，湿热病，或者湿温病，是三焦之病，同时也是肝胆之病。所以叶天士说湿热病，需要分消上下，而伤寒则需要和解表里。

2. 黄疸为什么是肝胆疾病

前面我们分析了那么多，其实就是要将几个无关的内容联系在一起，湿热、黄疸、肝胆疾病，它们之间存在着内在联系，我们以往的认识是，黄疸是湿热病，最重要的原因就是湿病。

事实上，黄疸是肝胆问题导致的消化道疾病，或者说是表现为消化道疾病的肝胆病，所以我们在治疗的时候要按照湿浊的类型来治疗，可我们知道的刘渡舟老先生治疗乙肝类似疾病，常用的十六个方一半以上都是小柴胡汤加减。

为什么说黄疸疾病既是湿热又是肝胆问题？因为湿热病有一个特点，那就是困倦，但是肝病也有一个特点，也是困倦，所谓的"肝为罴（疲）极之本"，所以肝病患者很多都是困倦乏力的。

另外，我们需要知道，何时会出现肝胆问题？要么是木不及的时候，要么是金太过的时候，前面所说的木不及，比如倒春寒的时候，因为寒气重，所以会有胆囊问题；金太过的时候，这时将主要是肝的问题，因为金太过的时候，一般是湿热较重之时。

☯ 木不及与金太过，是一回事么？怎么区别

前面我们探讨了木不及体质、木太过体质、火不及体质、火太过体质、土不及体质、土太过体质，我们会发现，其实木不及体质与金太过体质，好像表现比较类似，火不及体质与水太过体质，似乎也表现类似，火太过体质与金不及体质，似乎也表现一致。对此，我们必须做一个区分。

1. 木不及，主要是指春季生发之气不足；金太过，主要是说秋季肃杀之气太过

从五行的太过与不及看来，木不及的确与金太过是类似的，但是如果我们稍微用逻辑想一下，就会发现差异。不过这种差异性，我们还是需要通过五运六气来说明。木不及是讲的春季应该温暖，但是不温暖，所以有木不及，主要问题是肝胆问题，而胆喜欢温，所以这种情况下胆囊问题较多；金太过，是说秋季本来应该比较凉，但是寒冷来得太快，变成了冬季的寒冷，同时因为秋季来得较早，所以有的时候会夹有湿热之气，所以金太过的早期还有点湿热，这个时候主要对肝损伤大。

木不及，虽然不及，但是主要的气还是木，所以肝胆疾病虽然有，但是也不会有太大的问题；但是，金太过时则问题相对较严重，所以我们可以看到，在《黄帝内经》之中凡是肝胆疾病，到了秋季就会加重，而且还是比较难治疗。

2. 火不及是热得不够，水太过是寒得太过

同样的道理，我们再分析分析火不及体质与水太过体质之间的问题，火不及是说夏天本来应该温热，但是却比较凉快；而水太过则是指冬季非常冷，所以两者之间是有一定差异的。

水太过的人，其实是封藏太过，所以会睡不醒，但是火不及的人，往往心火不足，所以表现为阳气不旺，但是还是温热的，这两者有质的不一样。我们在理解的时候，还需要分别。

一般来说，金太过的人多是金年、金月出生，但是木不及的人，除了春季出生的略少，其他季节出生的都很多，这就是两者之间的差别。火不及的人，一般春秋出生的偏多。水太过的人绝大多数是冬季出生，且是水太过，或者寒水太多的年月日出生。

☯ 金太过，是导致乙肝的一个重要因素

前面铺垫了那么多，其实就是要引出下面要介绍的金太过体质的一个案例，从而让我们更好地了解金太过体质，特别是防止金太过体质疾病的一些方案。

2016 年，因为一个机缘，我在北京中医药大学办了一个讲座，当时来自北京各个地方的中医药爱好者很多，都来听课，其中有一个患者因为听了我对伤寒气化的讲解，觉得很有见地，所以就打算找我看病，他的疾病是非常重的，算起来已经有十五年的病程了，而且一直都没有好。他是四川人，为了方便大家对这个疾病进行了解，我把治病的全过程都贴出来，大家可以一睹全貌：

程某，男，26 岁，四川人。于 2000 年在隆昌县医院检查，发现患乙肝，肝功正常，且精神、吃饭、睡眠尚可，就没有治疗。到 2006 年后精神变差、记忆力减退。多方多次长久治疗无效，直到 2015 年开始在我处治疗。

初诊（5月31日）：

已确诊是乙肝大三阳，睡眠差、易醒，夜间烦热已有5年，无梦。眼黄目昏、面色晦暗，消瘦、饮食乏味、腹胀满有2月，乏力心慌气短、头晕，耳聋，眼干，口干，口臭，咽炎越7年，脚气、脚心夜发热、易出汗，大便溏，小便不利。整天处于朦胧状态。

脉：左寸关尺缓而无力，右寸沉，关、尺弦。

方药（5剂）：

羌活 10g　　泽泻 15g　　栀子 10g　　菊花 10g

荆芥 10g　　茵陈 10g　　丹皮 10g　　茯苓 15g

鸡内金 10g　青皮 10g　　麦芽 20g

二诊（6月6日）：

服药后睡眠转好、夜烦热减轻，有3晚出现梦、夜醒一次。腹胀满减轻。大便变勤（每天4到5次），小便色深。仍饮食乏味，乏力气短，头晕，耳聋，眼干，口干，口臭，咽喉有痰。

脉：右尺浮取微，寸、关缓；左尺浮取微，关浮取滑，寸涩。

方药（5剂）：

桂枝 10g　　茯苓 15g　　白术 15g　　泽泻 15g

猪苓 10g　　茵陈 20g　　焦栀子 10g　黄芩 10g

青皮 10g　　陈皮 10g

三诊（6月13日）：

服药后有时神清，心慌气短改善，全身倦乏感减轻，大便恢复每天 2 到 3 次。口干口臭减轻，腹胀减轻（只有饭后才感觉到明显腹胀）。仍饮食无味，脚心发热，夜醒一次，大便溏，小便不利，耳聋，咽喉有痰。时常出现心烦之感，不想饮水。

脉：左寸取涩，关中取无力，尺弦、沉取涩；右尺中取弦，关、寸中取缓。

方药（5 剂）：

桂枝 10g　茯苓 15g　白术 10g　泽泻 10g

羌活 15g　焦栀子 10g　茵陈 15g　鸡内金 15g

菊花 10g　荆芥 10g　丹皮 10g　青皮 10g

四诊（6 月 20 日）：

服药后气短改善，心烦减轻，手脚心变得畏寒（脚心仍夜发热），脚心发汗少，脚气改善。服后两剂眠差，凌晨 2 点醒。仍身倦，大便溏，小便不利，耳聋，眼干，咽喉有痰。又出现胸闷心慌，胸内燥热，口渴不欲饮、发汗少的症状。

脉：右寸沉取缓，关缓，尺无力；左寸内斜、沉取缓，关缓，尺沉取缓。

方药（5 剂）：

茯苓 10g　白术 10g　干姜 10g　制附子 10g

泽泻 10g　焦栀子 10g　茵陈 15g　鸡内金 10g

羌活 10g　神曲 15g　菊花 10g　青皮 10g

五诊（6 月 28 日）：

前 3 天出汗增多，渐渐胸内的燥热就消失了。身倦头晕胸闷心慌改善，小便不利改善。脚心夜热减轻，饮食开始有味。

仍口渴不欲饮，耳聋、眼干，大便溏，小便不利，咽喉有痰。出现大便溏、臭、暗黑，手心畏寒，服药后两夜夜间左肋拘急。

脉：左寸缓无力，关中取弦、沉取涩，尺弦；右寸沉取缓，关有力，尺弦。

方药（5 剂）：

茯苓 10g　白术 10g　干姜 10g　制附子 10g

泽泻 15g　焦栀子 10g　茵陈 15g　鸡内金 15g

羌活 15g　菟丝子 20g　神曲 15g　陈皮 10g

青皮 10g　菊花 10g　山茱萸 15g

六诊（7 月 4 日）：

左肋拘急消失，舌苔薄白，饮食胃口渐好，胡须长得快，头晕、心慌胸闷气短改善。乏力感减轻。仍口渴不欲饮，大便溏，小便不利，耳聋，咽喉有痰。腰膝酸软。

脉：左寸微涩，关小，尺中取紧；右寸沉，关浮，尺无力。

方药（5 剂）：

茯苓 15g　白术 10g　泽泻 20g　焦栀子 15g

茵陈 20g　羌活 10g　鸡内金 15g　菟丝子 20g

神曲 10g　青皮 10g　陈皮 10g　菊花 10g

葛根 10g　桂枝 10g　花粉 10g

七诊（7 月 11 日）：

饮食有味，胃口开，口渴不欲饮大大减轻。脚心发汗少（夜不发热），脚气大大改善。头发油垢出得少了（以前 2 天洗一次头，因为出油多易脏，现在 3 天一洗）。仍大便溏黑黏，小便不利，咽喉有痰，耳聋，眼干。上下肢酸软，项背僵硬，凌晨1点到2点醒一次。

脉：右寸沉取缓，关中取缓、沉取涩，尺中取弦；左寸缓，关微滑，尺浮、中取滑。

方药（5剂）：

茯苓 10g　白术 10g　木通 5g　泽泻 10g

焦栀子 10g　茵陈 30g　鸡内金 15g　羌活 15g

青皮 10g　菟丝子 15g　车前子 15g　牛膝 10g

菊花 10g　葛根 15g　干姜 10g

八诊（7月18日）：

四肢酸软减轻，项背僵硬减轻，口渴不欲饮之感减轻。大便由黑变黄且不黏。仍眼干耳聋咽喉有痰，小便不利，大便溏，四肢酸软，凌晨2点醒一次。

脉：左寸沉取缓，关、尺中取弦紧；右寸沉取涩，关中取缓，尺中取弦。

方药（5剂）：

制附子 10g　白术 10g　茯苓 20g　木通 5g

泽泻 15g　焦栀子 15g　茵陈 10g　鸡内金 15g

羌活 10g　青皮 15g　菟丝子 20g　菊花 10g

牛膝 10g　葛根 20g　车前子 20g

九诊（7月25日）：

四肢酸软，耳聋减轻。仍大便溏，小便不利，眼干耳聋咽喉有痰，夜半醒。出现手脚心发冷（夜间更甚），易乏困，眩瞑，黑眼圈加重。

方药（5 剂）：

制附子 10g　白术 10g　茯苓 20g　泽泻 10g

桂枝 10g　焦栀子 15g　茵陈 20g　鸡内金 10g

羌活 10g　青皮 10g　陈皮 10g　菟丝子 15g

菊花 10g　干姜 10g　车前子 10g　葛根 10g

十诊（8 月 1 日）：

手脚心发冷减轻，仍大便溏（暗黄不黏）、小便不利，耳聋眩瞑眼干，易乏困，夜半醒，咽喉有痰，四肢酸软，黑眼圈重。服两剂后出现了一些新症状，易发汗，肠胃燥热难受，有呕吐感

脉：左寸、关软无力，尺弦；右寸内斜、沉取缓，关浮取滑、中取有力，尺紧。

方药（5 剂）：

柴胡 10g　桂枝 10g　干姜 10g　黄芩 10g

天花粉 10g　牡蛎 20g　炙甘草 5g　法半夏 10g

红参 5g

十一诊（8 月 8 日）：

服药后肠胃不适就逐渐消失，手脚心发冷也消失，大便溏减轻，四肢酸软减轻。仍大便溏小便不利，眩瞑眼干耳聋，易困，凌晨 3 点到 5 点醒，黑眼圈重。出现新症状：在睡前咽喉痰剧增，夜里左半身和下半身都出大汗，胸中烦。

脉：右寸内斜、中取缓有力，关浮取微、中取洪大，尺虚大；左寸内斜、沉取涩，关大而有力，尺弦。

方药（5剂）：

茵陈 20g　天麻 10g　羌活 10g　炒荆芥 10g

菊花 10g　白术 20g　茯苓 15g　焦栀子 15g

红参 10g　陈皮 10g　青皮 10g　神曲 10g

车前子 15g

十二诊（8月15日）：

咽喉痰减少，仍眩瞑眼干耳聋，大便溏小便不利，黑眼圈重，易累，活动则气短头晕，不能支持。新出现症状：头颈肩易出汗，心悸不安。

方药（5剂）：

茵陈 15g　天麻 10g　羌活 10g　炒荆芥 10g

菊花 10g　白术 15g　茯苓 25g　焦栀子 10g

红参 5g　陈皮 10g　青皮 10g　神曲 10g

车前子 10g　密蒙花 10g

十三诊（8月22日）：

头颈肩易出汗的现象在服药后消失，四肢酸软减轻，心悸改善。仍眩瞑，眼干耳聋，咽喉有痰，小便不利。从第一剂开始出现大便黑、粘黏（有时溏、有时正常），凌晨 2 点到 3 点醒（感觉全身虚脱无力呼吸困难）。

方药（5剂）：

柴胡 10g　黄芩 10g　天花粉 10g　干姜 10g

桂枝 10g　牡蛎 15g　茯苓 20g　白术 10g

木通 10g　泽泻 10g　茵陈 15g

十四诊（8月29日）：

大便黑黏状已消失，转而变黄。夜里虚脱感减轻。乏力感明显减轻，下午能连续打2个小时的篮球，仍眩瞑，眼干耳聋、咽喉有痰。新出现胸闷、腰酸、头颈酸胀，凌晨1点到2点醒，精神欠佳。

脉：右寸重按有力，关轻取涩、重取有力，尺重按有力；左寸无力，关取涩，尺大。

方药（5剂）：

茯苓 15g　泽泻 10g　青皮 10g　陈皮 10g

枸杞子 10g　菊花 10g　羌活 15g　焦栀子 15g

茵陈 10g　荆芥 15g　神曲 15g　苍术 10g

川芎 10g

十五诊（9月5日）：

胸闷好转、头颈酸胀减轻，黑眼圈减轻。仍眩瞑，眼干耳聋，咽喉有痰，夜半醒一次，小便不利，大便时溏时正常。

脉：右寸重按洪大，关弦滑，尺重按无力；左寸重按涩、中取滑，关缓，尺缓。

方药（5剂）：

茯苓 20g　白术 15g　桂枝 10g　泽泻 10g

青皮 10g　陈皮 10g　枸杞子 10g　菊花 10g

羌活 15g　焦栀子 10g　茵陈 15g　神曲 10g

炒荆芥 10g　川芎 5g

十六诊（9月12日）：

大便溏减轻（多半属正常），黑眼圈减轻。仍眩瞑，眼干耳聋，咽喉有痰，小便不黄，夜半醒一次，醒时不烦，比较平和。

脉：右寸无力，关大、缓、有力，尺缓有力；左寸内斜、细，关缓，尺缓。

方药（5 天）：

地骨皮 100 克　鸡蛋 5 枚　鸭蛋 5 枚　杞菊地黄丸

首先我们要问，这个患者到底是什么体质，为什么会出现这种现象，然后才开始治疗的过程，为什么会这样用药。患者是辛未年出生，而且还是秋季出生的，所以从出生的时间上来看，就是一个金太过的体质。我们可以看到，在患者发现乙肝的年份，就是庚辰年，这一年从正五行的角度来说是庚金，所以患者的肝胆受到克害比较厉害。

金太过体质的人，一般也会表现金的属性，所以生病的时候往往表现出来的就是干燥，治疗时也需要多考虑干燥的特性，我给出的是化湿的药物，还有用一些温阳的药，但是始终都用辛味的可以润燥的药物，比如羌活之类的药。

患者病情加重的年份也很有意思，2006 年，其实是丙戌年，本来金不太旺，但是火生土，土生金，从侧面加强了金太过的力量，所以患者发现自己的烦躁之性加重，其实也是燥金的力量得到了很大的加强。

我们在治疗的过程中，其实也是在顺应天地之道，患者找我看病的时候是 2015 年，那个时候是乙未年，是木年，对于金太过的人来说，这种年份是非常有利的。其后的丙申年，还有丁酉年，都是火克金，此时金太过的现象得到了很好的改善，所以在治疗的时候，指标在慢慢变好。

2018 年，患者曾经到我家找家父治疗，指标进一步改善，几乎恢复了正常，这个治疗过程其实是与天地之气相一致的。这也是我在文章中经常说的一句话，很多时候治疗疾病是贪天之功，我们医生只是顺着天地之道运行而已，否则迟早会出问题。

☯ 金太过体质，为什么会月经不正常，肝还是肾出了问题

这次讲一个女性患者，蒋某，以月经不调，卵巢囊肿来诊。根据她的综合情况，可以看出，她本身的体质就很不错，所以生病也不会很严重。先从出生的年月日说起，辛酉年，庚子月，丙寅日。

首先从五运六气来说，这一年是丙辛化水，水不及，也就是说到了冬季，按常理应该比较冷的，但实际相对较温暖，所以在这种环境下出生的人，很容易出现肾不藏精的现象，也就是肾水不足之象。

另外，从天干地支的五行来说，年是辛酉年，月还有一个庚金，所以金太过，这个时候最容易受伤的就是肝和肾，而对于女性来说，肝肾为先天之本，金太过会导致肝受到较严重的伤害，而我们知道，肝藏血，由于女性生理的特殊性，

所藏之血又会按照规律每个月外溢，所以相对来说血水、肾水也不足。女性的月经与肾水、肝血都有密切的关系，所以在这种情况下，月经就很容易出现问题，这个问题不仅仅是一时，还会跟随一辈子，所以要特别注意。

金太过体质，最容易出现的问题就是金克木，其实就是肝的问题，这样的情况一般碰见木太过的年份就会好转，碰见金、土太过的年份就会变差，而碰见水年，一般会有比较好的结果。

所以，从体质上来说，金太过会有燥气较旺盛的情形，从卵巢囊肿的发展情况来看，丁酉年开始出现端倪，其实丁酉年虽然有一个金，不过丁火可以压制金，所以关系不大，不过到了戊戌年，也就是2018年，土比较旺盛，这个时候就会对金太过的状态进行加强，所以这一年的疾病发展较快，虽然到了2019年有水，不过天干是己，属于土，可以克制亥水，上半年比较严重，下半年较正常。

2020年，庚子年，通过将近三个月的治疗，月经已经恢复，从这个月经恢复的情况来说，肝血肾水已经有一定恢复了，不过还是会有痛经，所以木受金克的状态还在变化。下半年，是庚子年的子水，对于患者来说是难得的好机会，虽然月经已经恢复正常了，还需要一鼓作气将问题解决。

如果在2020年没有顺着这个天地之气尽量帮助患者恢复，则其病情在2021年会加重，因为2021年是辛丑年，金太过的人体不平衡还会加重，此时痛经和月经不正常等还可能再次出现。所以，我建议她在 2021 年立春之前，即使没有身体不舒服，也要吃上一个月的药，通过疏肝补肾来巩固疗效。

☯ 失眠将加重病情

如果在 2020 年的冬季，也就是 2021 年 2 月份之前，如果患者出现了失眠的现象，就必须注意到很有可能是水不及导致的肾不藏精，此时就应该用一些治疗肾气虚的药物加以改善。患者虽然主要问题是金太过，但还是有一些火不及的象，所以在补肾气的时候，可以考虑用一些补肾阳的药物。

在补肾阳的药物之中，我建议可以买一些有沙漠人参之称的肉苁蓉，这个药对于肾阳虚的患者有比较好的补肾作用，但是服用的时候一定要考虑，大便如果溏泄，那就不能吃，如果大便秘结，就可以用一些。

☯ 月经不调，为什么补肾活血无效

前期，我通过补肾活血的方法对患者进行了一段时间治疗，疗效不错，所以她在一个多月的时间内恢复了月经，但是中途去做了一次检查，检查的结果却是囊肿大了一点点，而且那段时间患者本身也有不舒服。

患者的不舒服主要就是腹痛，同时还有一定口干，晚上还会失眠，所以我在治疗的时候，又用了一定的迂回方法，这种迂回，就是根据患者的体质还有当时的情形，使用了几天的大柴胡汤。因为，2020年的秋季来了，很多金太过的患者或者木不及的患者，都会或多或少出现一些肝胆疾病。

其实，在立秋之前，她已经吃了一段时间的药，方法还是补肾活血法，不过疗效不显著，而且还有一些脾胃症状开始出现。经过诊断，我让她先吃了一点大柴胡汤之后，再使用补肾活血法。

其后的15天，患者舒服了很多，原来她在月经完了之后会有很明显的不适，但8月份的例假完了之后，患者没有明显的不适，这让患者感觉非常高兴。

1. 金太过，为什么用大柴胡汤

金太过，表现出来的现象应该是干燥异常，所以患者还有一个现象，那就是胃口一直很好，不过稍微有点便秘的现象，所以我在秋季来临之时，给予其大柴胡汤。通过大柴胡的疏肝理气，患者的气机发生了变化，肝的疏泄功能开始慢慢恢复，所以这种条件下再使用补肾活血法，疗效可以得到很好的提升。

2. 补肾必须先排除脾胃、肝胆问题

在中医的辨证论治过程中，并不是血瘀就活血化瘀，肾虚就补肾，而是要首先保持三焦通畅。补肾必须等脾胃的通降功能得到了很好的恢复之后，而理气在活血化瘀之先。

所以在治疗妇科疾病时，很多时候，第一步是开中焦，恢复脾胃功能，经常会用四君子汤、六君子汤、半夏泻心汤

之类的方剂；而理气则主要用柴胡类方剂，这类方剂的作用是很好的。患者是金太过体质，稍微还有点水不及，所以需要补肾，同时还需要理气。而这两个问题出现的关键时间点，一是秋季，金太过，所以容易出现肝胆问题；二是夏季，火太过，长夏土太过，就容易出现肾的问题。

☯ 为什么有些南方人喜欢北方

金太过会出现很多问题，特别是到了秋季，金太过的人就会开始难受，下面我们继续探讨金太过的问题。

这位主角是一位女士，出生在四川，出生的时间是癸酉年，己未月，辛亥日，酉时。从年月干支来看，没有明显五行偏颇，但从日时干支来看，患者的金太过体质是很明显的了，这种体质一般来说就容易出现肝胆疏泄不足的问题，在女性就容易表现为痛经。

根据我的经验，木不及容易出现痛经，同样，金太过也容易出现痛经。所以治疗痛经的患者，对于木不及导致的，就应该加强肝胆的疏泄功能，通常会使用柴胡类方剂，或者是活血化瘀的方法；对于金太过导致的，除了用疏肝理气的药物，很多时候还需要用到补肾水的方法。

说回这位患者，她在四川的时候，痛经是经常的事情，但是自从来到北方之后，痛经就变好了，这主要是因为北方的气候对金太过的人的帮助，这个原理是什么呢？

答案是——北方属水，可以补肾，这样就可以帮助治疗某些痛经。由此我想到了一首非常有名的方剂，也是治疗痛经的。

在《傅青主女科》之中，有一个非常有名的方剂，那就是两地汤：大生地、玄参、白芍药、麦冬肉、地骨皮、阿胶。这个方剂本来是治疗阴虚导致的月经过少的问题，但是后世医家将之用于治疗痛经，疗效非常好。所以我们也可以借此领悟，为什么金太过的时候，需要用到补肾。

其实道理很简单，有的五行太过，就需要子行来泻耗，以求尽量重新平衡，例如金太过就需要水来耗散，这样金生水，水生木，就不会过度克木了。而有的五行不及，就需要母行来助生，比如对于一些木不及的患者，通过补水，木不及的现象就会得到缓解。所以，我通常会通过解决肾的问题，来和解肺与肝之间的矛盾。

☯ 母能令子虚，此是何故

我们接着讲前面这位金太过体质的患者，其实她还有一个一直困扰自己的问题，那就是一直以来，她就有少白头的现象，用中医的视角来看，那就是肝肾的问题，而大多数的原因还是肾虚，那么我们在治疗的时候，是不是就应该多考虑用一些补肾的药物呢？

因为自学了中医的缘故，这位金太过体质的患者就来北京发展，同时，每年的春季还有冬季都会服用大量的五黑食物，所谓的五黑就是黑芝麻、黑豆、黑米、黑蘑菇、桑葚，经过几年的食疗，她的白头发居然神奇般地消失了。

我们知道，不管是黑芝麻还是黑米，还是黑豆，或者桑葚或者黑蘑菇，都是很好的补肾的食材，对于很多人来说，药补不如食补，用好的饮食习惯来改善身体状态的方法是最可取的，也是小成本大收益的养生诀窍。

不过，这就有一个问题了，为什么金太过的人会有肾虚的现象，或者说是不是所有的太过，都会导致相对应的所生的五行比较弱，也就是我们知道的"母能令子虚"。

在正式进入解答之前，先看看先贤对母能令子虚是怎么解答的：

子能令母实，母能令子虚；虚则补其母，实则泄其子。

很多人认为这句话是关于针法的，但是这种母子关系明明是来自阴阳五行，所以它的运用应该是非常广泛的。我们再举一个例子，如果一个人的体质是火太过，是否也会导致土不及？确实如此，当一个人的火太过的时候，土也会相对较虚，如果土不虚，一般来说人就不会出现火太过。

同理，很多木太过的人也会有火不及的现象，这是五行之中一个比较常见的道理，因为五行其实是一种平衡，并不是绝对，而是相对，所以某一个五行出现了过剩，就会有相邻的五行出现变化。

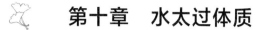

第十章　水太过体质

☯ 水过则火微

前面我们讨论过五行的太过不及的情况，其实一个人的体质，有的时候是不及，有的时候是太过，比如火不及与水太过，这两者有的时候很类似，有的时候又不一样。火不及，是在没有木的时候才会明显表现出来，但是如果是水太过，就不一定没有木了，以此来区别水太过与火不及。

1. 水的意象

在五行之中，水和土是很类似的，但是我们一般很少关注，或者说在临床上是很难区别的，比如我们前期说的土太过的体质，这种体质其实很容易水肿，而水肿又是跟风湿疾病相类似的，或者说水肿的患者很多存在肾虚的现象，所以有相当比例的水肿患者需要补肾，需要利尿。

风湿类疾病的主要因素就是水湿，是湿气，但是从五脏的功能来说，风湿类疾病出现的问题很多是肾虚导致的，所以水湿与肾虚，往往同时存在，互为因果。

那么水太过，会出现什么情况呢？其实水跟湿气很类似，只是水是寒冷的水，湿气是相对温暖的水，所以中医的五运六气之中，将湿气安排在长夏季节，而水安排在冬季，所以我们要明白的一个概念是，风湿热痹主要是湿热，是土太过导致的，但是风寒湿痹则主要由水导致。

在水肿疾病之中，如果致病因素是湿热为主，那么主要治疗的就是脾胃，就是用苦寒的药物，先将中焦的湿热处理一下；如果是寒湿之气为主，那就要在温阳利水的时候，再加入一些补肾的药物，这是两者之间的差别。水代表的是寒气，这是水的第一个意向。

《尚书》说"水曰润下"，水还有一个润下之象，所以在疾病发生的过程中，我们可以知道，寒湿导致的问题一般会在下半身，然后才影响到上半身，这就是润下的意象。

2. 火热水冷

从五行的角度来说，水太过之人，一般会表现出水的特色，水是冷的，所以在性格上，水太过的人跟火太过的人将是两个极端，一个是冷静，理性，过分地无动于衷，或者即使有所感触也不会表现出来，给人的感觉就是智者。

但是火太过之人，就是另外一种表象了，因为火代表着礼，代表着热情，代表着光明，所以火太过体质的人给人一种很温暖的感觉，同时也是礼貌的，给予别人心灵的慰藉，给人一种风风火火的感觉。

水太过，是智者的表现，将人类理智的方面发挥到了极致；火太过则是感性的表现，将人类的感性情怀，共情发挥到极致，以此来判断两种人的体质，也是一个比较可靠的证据。

☯ 水太过，体寒最容易感冒吗

在我们通常的概念中，一个人如果体寒，就容易感冒，事实上是这样么？一个人感冒，其实与脾胃的关系是最关键的，为什么呢？我们今天就从水太过的角度加以考察，也许大家会有一个比较明白的认识。

1. 导致感冒最重要的因素是什么

感冒一词最早出现在中医的内科书中，而在明代以前的医学书籍之中，这个病不叫作感冒，而叫作风寒、风热、伤风等。不管是中风、风寒、风热，或者是伤风，其实最重要的一个要素就是风。

风是善行而数变的，所以《伤寒论》虽然在不断地重复寒气的作用，但是第一个方桂枝汤却是治疗中风感冒的，所以风邪才是导致感冒最关键的因素。《素问·风论》曰："风者，百病之长也，至其变化乃生他病也。"王冰注曰："长，先也，先百病而有也。"其实，长的意思，不是先，而是头，也就是说这个风其实是"带路党"，会把寒邪、湿邪都带进人体。

所以，我们可以这么判定，寒气不是导致感冒的最关键因素，而风气才是导致感冒的关键因素。一开始临床的时候，我认为寒邪是导致感冒的关键要素，所以有很多水太过体质的人来看病，我首先问的是他有没有每年冬天都感冒，但是患者却往往说"我不知道感冒是什么概念"，虽然此类患者的身体寒气很重，但是却不经常感冒。这是我在临床中得到的一个启示。

2. 为什么脾胃不好的人容易感冒

其实风气是导致感冒的首要原因，所以风气旺盛的患者，就会有经常感冒的现象，为什么说脾胃不好的人会经常感冒呢？因为我们知道的风，其实对应的是肝木，是木，所以一个人如果经常风木过甚，就会有一种善行数变的体质特点，即人体的内环境会有多变的特点，在这种情况下，对自然界的气候变化能迅速感知，这个就是人类感冒的原因。

所以，一个人的身体内，不管是火旺，还是水旺，都不一定会导致易患感冒，但是木太过体质的人则容易感冒，从而可以推出，火太过的人其实也不容易感冒，为什么？因为火可以生土，而木克土，火可以通关，这样的话，就可以减轻感冒的概率。

3. 什么样的人最容易感冒

我们如果从五行的角度来分析，其实木太过之人最容易感冒，其次则是水太过之人，因为水太过可以间接导致木太过，也会引起风木太旺；而火太过之人，因为可以生脾土，这样反而不太容易感冒。

如果是金太过，则反过来还会克制木，风木的作用受到抑制，也不太容易感冒。不过，金不及之人，还有土不及之人，相应的会有木相对太过，也会有比较多的机会感冒。特别是土不及的人，因为稳定性不足，变化多，其实也有木太过之性，所以感冒概率也较大。

😊 怎么判断一个人是水太过，这种体质容易犯什么病

前面我们分析了水太过的特点，不管是从性格上，还是容易患的疾病中，但是要确定水太过的体质，还需要一个最初的环境的确定，也就是出生时的五运六气特点，用五行的力量来表达。

下面我们通过一个案例来分析，其实标准水太过体质的人还有几个特点，那就是很多都会有心脏问题，或者是先天性的心脏病，或者是后天的心脑血管疾病。而且，水太过体质很多时候会表现为木太过，因为水可以生木。

1. 怎么确定水太过

我们知道，一个人的出生时间，就是他的出生环境，中国的天干地支就有这种功能，既可以表达时间又可以表达空间，还能表达逻辑，这个观点我在《运气传习录》之中有过专门的介绍，所以我们要确定一个人的出生环境，就必须知道这个人出生的年月日时。

在一个人出生的时候，水太过的时间，一般就是每年的冬季，还有就是晚上，然后再看年份，看出生的日期。

在每年的冬季，以天干地支表达，就是亥子丑，这三个月，在中华的大地上，或多或少有一定的寒气，都是水太过的可能时间。如果不是这三个月，而是申酉戌这三个月，也有较大的可能，因为金是可以生水的，在这两个季节出生的患者很容易患水太过体质者常患的疾病。

如果是申酉戌亥子丑这六个月出生的，再遇见年份是水，或者日子、时辰也是晚上，那么水太过的体质环境因素就基本具备了，再加上平时的居住环境如果也是有利于水这个五行的，那么水太过体质就基本可以确定了。

2. 一个水太过体质的患者

先说一个叫作安小姐的患者，这个患者是比较特殊的，出生在四川，但是生活在杭州，出生的年月是 1984 年，农历的八月，所以从这个出生年月来说，就可以看出，水是太过的。年是甲子年，子年水相对比较旺，而且月份是金，也就是壬申月，其实有这两个在，就可以基本确认患者就是水太过的体质了，再确认一下，发现日期还是水，所以水太过的体质比较明显。

这个患者经常性地出现体寒现象，即使是夏天，也不需要吹空调，还需要多穿几件衣服，体检发现有很明显的心律不齐，还感觉自己总是胀气，一天到晚都睡不醒。

3. 为什么会有体寒

其实体寒，就是一个人水太过的最重要的表现，因为水就代表着寒气，寒气重就是水重。因为水是可以克制火的，不管患者在多么炎热的环境下，都容易出现心脏问题，这也是我们发现的在冬季出生的患者之中，心脏病发病的概率高的一个因素。另外，因为寒气重就意味着阳气虚，所以或多或少都有"少阴病"，就是经常睡不醒，会有无精打采的现象。

☯ 水太过体质，为什么会很少出汗，还肩颈痛

普遍认为，中医五行的水，就是我们所说的水，其实这是有很大的差别的，中医五行所说的水至少应该是温度低于37℃的水，否则就是另外一种五行——土湿。

所以，我们在判断一个人是否是水太过体质的时候，很重要的就是看他是否有体寒表现，或者表痹的症状，如果没有，那就不是所谓的水，而是湿气了。所以，同样是水，其实可以有两种表现，要么表现为水湿，要么表现为寒冷。

水湿体质，主要表现为土太过，土太过与火一起，其实就是湿热，前面我们已经讲过，这种火土太过的体质属于一种癌症体质，很容易患癌症。但是如果是水太过体质，这种人就有比较重的寒气，那么这种体质的人会有什么表现呢？

1. 寒气重，表闭无汗

通常来说，我们判断一个人寒气重或者热气重，最好的方法就是看手脚的温度，如果一个人的手脚温度比较高，那么就可以基本确定是火气比较旺了；但是，也有的人火气旺，但是手脚还是冰凉，不过这种人通常是经常出汗。所以我们判断一个人寒气重，重要的条件有两个，即四肢冰凉，还出汗较少，即使夏季也很少出汗。

因为寒气可以闭肺，所以在手脚冰凉的同时还会有不易出汗。如果一个人原本是体寒体质，但经过温阳的方法治疗之后，发现自己经常适度出汗了，那么往往意味着身体内的阳气足了，寒气被祛出去了。

2. 寒气重，表痹，容易有颈椎问题

很多人都知道，中医里面有一个方子是专门治疗颈椎病的，这个方就是葛根汤。大家都很奇怪，葛根汤的用法里面居然没有说有汗不可以用，或者说对于很多人来说，治疗颈椎病只是用葛根，效果其实并不是很好，但是用葛根汤，里面含有麻黄，疗效就会相对较好，这就是因为麻黄可以解表，可以温阳，而颈椎病大多数是因为太阳寒水之气凝结在表，导致太阳经气化输布不利。

我们来分析一个比较有意思的案例，这个案例是一个女人，生于1983年，11月，30日，用天干地支表达的话就是癸亥年，癸亥月，壬戌日。从五运六气来分析，这个时间点

的中运是火不及，主运水不及，客运是木太过，主气是太阳寒水，客气是少阳相火，所以按照这个推算，其实就是暖冬了，水太过并不是太明显。不过，我们从正经五行来看，那就是水气太旺，明显的水太过体质。

这位朋友，性格比较理智，属于非常智慧的女性，但是头大腿小，体寒比较明显，同时也有颈椎问题，比较不喜欢出汗。

当然，这位朋友的体质五行其实并不是太偏，因为五运六气合化的五行关系与正经五行关系并不是太重合，所以偏差不是太大。需要指出的是，当我们遇见分析的内容出现正经五行与合化五行有出入的时候，我们需要参考的主要是正经五行，而合化五行是作为一个辅助作用。

第十一章　水不及体质概述

☯ 水不及体质，坐骨神经痛还有身寒

水不及体质，前面其实有介绍到类似的，只不过我们不能将水不及体质等同于火太过，或者等同于土太过，因为它们之间其实是有很大差别的。

水不及，在人体就会有相对应的火土太过，但是关键还是水的问题，只要遇见水运，身体就可能好转。

在进入话题之前，我们先从患者的一个问诊单开始。此患者腰部经常冰凉，冬天的时候尤其严重，到了夏天，腰部也是感觉湿漉漉的，出汗也不容易干，从 2020 年开始，有坐骨神经痛，大腿内侧和大腿后侧有硬疙瘩，一直有便秘的现象，经常怕冷，平时比别人出汗多，眼睛发热干涩，大便几天一次，四肢困乏，口臭严重，有白带。舌质暗，苔白。

根据情况，处方：

桂枝 10 克，茯苓 20 克，白术 20 克，陈皮 30 克，柴胡 6 克，枳壳 9 克，白芍 10 克，牡丹皮 10 克，丹参 15 克，炙甘草 10 克，法半夏 9 克，干姜 10 克。

患者服用 14 天之后，感觉湿润感下降了，硬疙瘩也软了，但还是会有下焦部位出汗，屁股上还是有硬块的感觉，膝盖以下还是凉，经常凌晨四点左右自然醒，经期情绪还是不好。处方：

桂枝 10 克，茯苓 20 克，白术 20 克，桃仁 10 克，牡丹皮 10 克，丹参 15 克，巴戟天 10 克，菟丝子 30 克，何首乌 6 克，炙甘草 10 克，陈皮 15 克，干姜 10 克。

患者继续服用 7 天后，感觉不错，其后于 2020 年 9 月 16 日来诊，感觉疗效非常不错，所以在后面继续来诊：白露之后明显困乏，伴随有上火现象，手脚易凉，咽喉有咯痰感，经常生气，工作压力大，大便稀软，腰痛，白带过多。

根据情况，我开出了柴胡桂枝干姜汤加菟丝子、巴戟天、茯苓等药，服用之后不适感消除。

案例分析：

患者为什么下肢会有结节？是因为寒气，还是因为肝木不疏？很有意思的是，患者自己说别人说她缺木，所以自己的网名就叫作"小森林"，不过与前期症状貌似很符合。实际上呢？患者是不是木不及呢？并不是。患者的表现其实更类似水不及。

患者服用四逆散加桂枝之后，疗效非常明显，从这个角度来说，似乎是木不及体质，但是，我们应该看到，患者出现这个问题，是在 2020 年加重的，后面使用柴胡桂枝干姜汤，也是考虑到与肝胆有关。

我们应该看到，患者的疾病始终是立足在肾虚这点上，所以我们定其为水不及，水不及就会引导土来克水，疾病特点就会集中指向肾虚。

我们再从患者的出生时间环境来分析一下，就会明白其体质为什么是水不及了。患者是 1990 年出生的，即庚午年，辛未月，庚子日，巳时，我们可以看到患者出生时间的地支其实已经会齐了巳午未，火气很旺，但是为什么在火气很旺的时候出生还会有手脚冰凉和腰酸呢？

按照五运六气来分析，庚午年，中运是金太过，主运中土不及，木不及，同时还有主气的太阴湿土，所以总体看来没有太大的偏差，不过从天干地支的角度看，则明显的水不及，此时就最容易导致问题。所以在治疗的时候，主要考虑水不及导致的肾虚，治疗也以补肾为主要方法。

水不及，是最难治疗的一类疾病，因为我们知道，肾虚往往是疾病深入人体后的结果，我们在治疗的时候，常常从上往下治，在上焦、中焦都没有问题的时候，才开始着手治疗下焦疾病，这些都是普通的道理。

上例在前期治疗的时候用的是四逆散加桂枝法，主要是在通，四逆散是疏肝理气的，主要是通气滞，而桂枝法则着重温阳散结，主要是通四肢，在此基础上，后面再用补肾的药物，这才是治疗的关键。

1. 为何后期要用柴胡桂枝干姜汤

按照判断，患者本来是水不及体质，而且非常明显，所以我在治疗的时候主要是考虑补肾，但是当时为什么会用柴胡桂枝干姜汤呢？其实，这个跟患者体质关系不是很大，而是跟 2020 年 9 月份的运气特点有关系。

因为此时的运气特点是"中运金太过，主运金太过，客运火太过，在泉是阳明燥金，主气是阳明燥金"，很多人此时都出现了相对应的肝胆问题，主要表现在胸胁苦满，口苦，胁下拘急等，其中有一个非常明显的现象，那就是患者普遍会有身体困倦。

所以我们在治疗疾病的时候，一般来说可以看体质，也要始终坚持辨证论治，要因人因地因时制宜。总体来说，一个人的体质是大体确定的，不会在短时间内改变，所以每个人都有每个人的体质，这是个体的差异；所谓的因地，则需要考虑患者的居住环境，包括大环境和小环境，两者的结合才能最终确定要怎么治疗；所谓的因时，其实就是要按照五运六气的特点来分析，要根据时间特点，时间特点决定了气候特点，然后影响到人身，治病的时候一定要考虑时间特点，不然的话就很难获得好的疗效。

2. 出现结节，是肾的问题还是肝的问题

前面我们分析过，一个人的体质如果火土太过，就容易患癌症，因为火土代表的是热，过热则炎，导致组织变质，所以容易导致癌症。现代的研究也表明，癌症的发生与炎症

密切相关，所以我们在面对炎症的时候，一定要选取好的方法来对应，尽量让人体少患炎症，这样才能减缓身体的衰老，才能让身体一直健康。

在我看来，火土太过，其实相对应的就会有水木不及，为什么？因为如果水太过，自然就会抑制火，就不会出现火太过的现象，木太过自然就会抑制土的太过，甚至导致土不及。但是患者的出生时间决定了她的体质中火很旺，地支只有三个与火有关的地支，她都有，而且出生在未月，土也非常旺，所以患者很容易患一些与火土太过有关的毛病。我在治疗患者疾病的时候，用四逆散和补肾活血法，就是因为同时考虑了火太过和土太过的现象。

患者出生于庚子日，子为水，其出生日支虽然也有水，但是日支子水被月支未土克制了，这个时候水不及就变得非常明显了，所以患者易出现很多癌症患者才会出现的现象。

☯ 癌症源于衰老，肾虚最易导致衰老

现在的一些研究表明，一个人如果衰老得快，其实就更易患癌症，因为癌症其实是伴随着一个人的衰老过程而出现的，高龄人群癌症发生率明显比低龄人群更高，所以我们要防止癌症，首先就要尽可能防止人体衰老。

人体何以衰老？就是因为人体的机能出现了问题，而在机能出现问题的时候，人体的气滞血瘀痰湿毒都出现了，而癌症的产生其实就是气滞血瘀痰湿淤积在人体，最后导致经脉不

通而出现各处的问题，所以我们要预防肿瘤，就要延缓衰老，就应该从通经活络开始，就应该从保护好人体的机能开始。

☯ 肾气为什么是判断一个人衰老与否的金标准

对于绝大多数人来说，都是不信命的，但是在中医的理论之中有一个说法，那就是一个人的寿命其实是由元气决定的，所谓的元气就是包括肾气在内的先天之气与后天之气的综合，不过肾气是很难补的，不像脾胃之气，所以耗散肾气是人体出现衰老的最根本原因。

徐大椿说：盖人之生也，顾夏虫而却笑，以为是物之生死，何其促也，而不知我实犹是耳。当其受生之时，已有定分焉。所谓定分者，元气也。视之不见，求之不得，附于气血之内，宰乎气血之先。其成形之时，已有定分焉。所谓定分者，元气也。视之不见，求之不得，附于气血之内，宰乎气血之先。其成形之时，已有定数。譬如置薪于火，始燃尚微，渐久则烈，薪力既尽，而火息矣。其有久暂之殊者，则薪之坚脆异质也。故终无病者，待元气之自尽而死，此所谓终其天年者也。至于疾病之人，若元气不伤，虽病甚不死；元气或伤，虽病轻亦死。

肾气是一个人生存的根本，所以我们如何判断一个人将要死亡，就是看这个人的肾气是否充足，虽然后天的脾胃之气也是非常重要的，但是与肾气相比，那也是小巫见大巫，肾气的作用就在于可以主宰人类的生命。

其实，癌细胞在人体是始终存在的，但是为什么有的人得了癌症，也有的人不得癌症，其实一个最关键的是肾气足的人，衰老得没有那么快，免疫力会不断杀死癌细胞，这样身体就可以不断更新。

在我们看来，其实火土太过的患者存在一个特点，那就是这类人总是气往上冲，不能下潜，这类人也比较喜欢熬夜，所以容易肾虚，这样也容易衰老。

☯ 体质必有太过与不及，这是生命的密码，你了解多少

前段时间我们发表了一个癌症的病案，根据大家的关注度，可以看到很多人对这个内容还是挺关注的，这篇文章花了我很长的时间来写，里面包含的内容也是非常丰富的，所以我还想在这篇文章之中继续深入挖掘。

五行太过不及体质论，是庆余阁根据临床和逻辑推理出来的，理论很纯熟，但是案例不是非常丰满，经过将近一年的探索，现在收集了差不多小一百个案例，对这些案例只要逐个分析，都会得出一些非常有意思的结论，所以属于大家都可以参与的一种活动。

每个人出生时体质或多或少都会有五运太过与不及，这也是我们中国哲学的核心，很多人其实学习五运六气没有把太过与不及作为重心，所以对于五运的变化不能完全领会。

五运的太过与不及，是一种哲学，也是一种逻辑，很多人理会不了，比如木太过的同时，为什么会有土太过，这是很多人都不能理解的。

其实这就是宇宙，一方的力量变大了，那么制衡的力量还有被制衡的力量就会变大，就好比一个人，如果他的对手是非常强大的人，那么他本人也不可能很弱小，所以我们有的时候看一个人的能力，只需要看他的对手是谁就行了。如果一个人不把任何人当成对手，那么这个人要么非常强大，要么就是没有人把他当一回事。

☯ 太过与不及，来自中庸

在中医的理想之中，五行是一个平衡，而这种平衡其实就是中庸，但是我们的祖先认为，中庸是不可能的，所以说"中庸不可能也"，又说"贤者过之，愚者不及也"，聪明的人是过之，而愚笨的人则是不及，所以说不能中庸。

所以，不及与太过，必居其一。这个太过不及的关系，其实我们在学习《黄帝内经》时会发现，到处都是，特别是在《素问·阴阳应象大论》之中，还有后世的医家解释阴阳之间的互相关系时，可以发现，先贤们把太过与不及的互相关系发挥到了极致。

我们花了那么多时间来描述上面的内容，其实就是要告诉每一个人，人的体质都是有太过不及的，要么是阳虚，要么是阴虚，没有一个人是阴阳平衡的，即使有阴阳平衡也是动态的，比如有的人本身是阴虚很严重的，冬季来临时就会比较舒服，因为此时阴阳相对更平衡了；有的人本来是阳虚的，夏季时也会表现得比较平衡。

除了阴阳，其实还有五行，每一个人的五行都有太过不及，而且每一个五行都有太过不及，这个时候我们就要找到一个人的五行之中，哪个五行的太过或者不及是导致体质偏差的关键因素，此时就可以找到生命的密码，找到疾病的根本原因，这也是我们要提出太过不及体质的一个根本原因。

在前面，我们通过很多案例研究发现，有一种体质是很典型的癌症体质，这种体质就是火土太过体质，而火土太过体质，发病概率最高的时间段就是夏季，不过暖冬也是一个疾病高发的季节，如何在暖冬来临之际注意这些事项呢，且听下文分解！

☯ 暖冬怎么办，这几个要点你要注意，可以减少癌症发病率

在我们提到的土太过体质中，一般土太过还不一定是癌症体质，还需要火也太过，这样癌症体质才能充分体现出来。而癌症体质有哪几个特点呢？其实就体现在火土太过上，首先火太过会导致晚上兴奋，或者晚上失眠的现象；其次，土太过，因为土本身是壅滞的，所以一个人只要土太过，说明气血流通出了问题，肠胃壅滞，经脉壅滞；再次，土太过体

质的人，因为土太过必然克制肾水，所以会呈现水不及的特点，也就是经常肾虚。

☯ 睡眠是补水的捷径

很多人都非常奇怪，为什么我看了那么多书还能记住，不少人问我有什么诀窍，其实我也一直在纳闷，为什么能记住，一开始找的理由是自己的关联性记忆，或者说自己看的书多，所以记忆比较简单，但是我后来发现其实有一段时间自己的记忆也是非常差的，经常刚看过就忘，而这段时间就是我刚来北京的时候，那个时候我还没有习惯北方的暖气，冬天只要有暖气，自己就会难受，睡觉也成问题。

暖气来了，人是舒服了，同时也会有睡觉不深的毛病，而且那个时候各种不舒服，记忆力锐减。其后，毕业了，找了一个向阴的房子，住进去，因为每天除了上班，就是睡觉，就是看书，所以每天睡觉的时间超级长，有的时候晚上 11 点睡，第二天 8 点半才起床，算一下就差不多睡了 10 个小时，所以那段时间的记忆力迅速恢复。

睡觉，可以弥补记忆力，这个关键的要点是什么呢？我们从中医的角度来说，睡觉其实就是收藏，就暗含冬季的特点，也是我主张的最好的补肾方式。在临床上也会发现，夏天火气旺盛，大家一般睡得都少，比如一般晚上 11 点睡觉，第二天 6 点就醒了，但是到了冬季就不行了，一般早上 8 点醒来都还想赖在床上，其实这两个小时就是多出来的补肾的时间。

同样，看一个人是水太过，还是水不及，也可以从睡眠的时间来判定。只要睡眠多，一般来说身体都是偏寒冷的；如果一个人每天睡眠的时间短，则相对来说是火太过，水不及。

大家再看看那些得癌症的患者，绝大多数都是黑白颠倒，晚上睡觉时间比较短，睡眠少自然就易肾虚，就会容易衰老，最后导致癌症。所以在暖冬，我们要注意的就是睡眠，这个注意点有几层意思。

第一层意思，如果平时不失眠，到了暖冬则很容易失眠，那就要提前准备好，可以服用一些滋阴的药物或者一些补肾气的药物。

第二层意思，如果平时也失眠，遇见了暖冬之后，估计就会加重了，此时癌症也会相对高发。那就要加倍小心。

那么，很多朋友就会问了，为什么暖冬季节要补肾气，补肾气用什么方？用补中益气丸，为什么呢？且等我们下文分解！

补中益气丸为什么可以治疗暖冬疾病

暖冬久了之后，很多人感觉烦躁，这种现象很明显，比如有的人穿多点就热，但是如果脱了，就发现太冷了，穿衣服与脱衣服之间，总是不定。那么为什么会出现这种现象呢？这就是肾气出现了问题！

肾阴与肾阳

在中医里面有一句话很有意思，"热之不热，是无火也；益火之源，以消阴翳"，就是说如果一个人用温补的药物补，但是身体还是虚寒，此时我们就要考虑，这个人是阳气之根本出现了大的问题，因为没有火，所以这个时候我们就应该益火之源，也就是补肾阳，补足了肾阳，就可以将阴寒之邪气消除干净。

还有一句话，"寒之不寒，是无水也，壮水之主，以制阳光"，这个什么意思呢？就是说如果一个人感觉热，那么我们就应该用阴寒的药物加以泄热，但是如果用了泄热的药物之后，人体还是怕热，依然无效，这个时候我们应该怎么办呢？很简单，只需要壮水之主，就是滋补肾水，就可以制住这个发热的阳光。

益火之源就是补肾阳，肾阳的作用就是使人体不怕冷；补肾阴则是壮水之主。如果一个人既怕热，又怕冷，十有八九是肾阴肾阳都出了问题，阴阳不谐则化气不足，所以此时我们就应该从肾气的角度来考虑。

水不足，既可以是肾阴不足，也可以是肾阳不足，而往往是同时出现，所以我们需要从另外一个角度加以考虑。那就是——肾气！

黄芪针对的就是土太过，也是水不及的药

我们以前分析过所谓的黄芪体质，其特点就是身体容易肿，容易脾虚，容易发黄，而这些是比较明显的土太过体质，也就是湿气重的体质，所以用黄芪这个可以促进气化的药物，通过人体的气化，将湿气排出体内。

所以我们可以看到，在水肿的治疗之中，很多方剂都是用了黄芪的，包括黄芪桂枝芍药汤、黄芪防己汤等。在治疗肾脏疾病的时候，特别是很多肾病综合征的时候，黄芪是一味要药，如果缺乏黄芪很多时候就难办了。

如果体质是水不及，也可以考虑黄芪。在暖冬，如果有内伤发热，也会有晚上燥热的现象，我建议此时就可以按照补中益气汤的使用说明来吃药，这样可以获得很多好处，另外这个方也是预防流感的好方。

当然，如果是明显的阴虚患者，还是需要考虑滋阴，不能一味使用补中益气丸。

吃补中益气丸上火怎么办？为什么会上火

前面我们介绍了用补中益气丸可以帮助人们安稳度过暖冬，因为补中益气丸可以补肾气，改善因为肾气不足导致的问题，但是呢，有些人吃点补补的药物，就会胀气，会不舒服，这个是什么原因呢？其实，这就是我们日常常见的进补上火，需要重点考虑很多方面。

在进补上火的条目之中，有很多，一是因为肝气郁结导致的阳郁，这种患者是不可以随意进补的，因为一进补就会上火。

二是中焦湿热的患者，有不少人中焦湿热严重，此时我们再进补，就会导致中焦壅滞更厉害，所以必须先用泻药泄一下，然后才会改善。

三是经脉不通的患者，因为气滞血瘀，导致了浑身经脉不通，此时如果进补，也会很快就导致上火。

四是便秘的患者，对于不少便秘患者来说，进补是很痛苦的事情，因为便秘本身就是阳明有热，此时再进补，上火就是分分钟的事情了。

最后一种进补上火，其实是太虚了，因为太虚，进补很快就会改变体内气的状态，出现上火现象。

所以，补药不是那么好用，治病其实就是一个补泻的过程，很多内伤病的治疗都需要用到补法，如果补不得法，大多数人都会出现很多问题，乱用补中益气汤容易出现的问题主要是什么呢？

补中益气汤的组方原理

在补中益气汤之中，有几个大补的药物，一是人参，一是黄芪，一是白术。用人参进补，最怕的就是经脉不通，所以需要活血化瘀，需要理气的药物，这个时候就要加入柴胡、陈皮，疏肝理气；黄芪补气最快，因为黄芪比较剽悍，所以还要用一些润药，这样就可以驾驭它了，我们知道的当归补血汤，其实就是以当归驾驭黄芪，这样才能发挥补血的效果。

补中益气汤之中还有白术，用时最怕的就是中焦有湿热，所以要辅以甘草、升麻。服用补中益气汤一般来说是不容易上火的，若上火，可考虑血瘀、便秘，其实都是不通，可加点通便的药物或者活血化瘀的药物，可以用桃核承气汤加减，或者桂枝茯苓丸，或者用润肠的药物。

吃补中益气汤后有些人会出现胸胀等症状，这是为何呢？主要原因就是补中益气汤会导致人体气往上升，此时如果胸胁不通，就会出现胸胀的特点。

为什么水不及的时候，很容易上火呢？还是我们在前面所说的"寒之不寒，是无水也，壮水之主，以制阳光"，所谓的上火其实就是阳光太旺盛了，导致上火的因素那么多，我们怎么处理为好呢？

且听下文我们一一道来！

☯ 阳郁容易上火，如何处理这种上火，才能吃啥都香

阳气郁结是常见的病种之一，这种患者多是典型的曹操性格，所谓的曹操性格，可比喻为京剧里的白脸红舌，为什么是白脸红舌呢？其中白脸是阴寒之象，就是一个人的阳气

被郁结于里，不能达表，所以表现为脸白；所谓的红舌，就是阳气都被关在了里面，而这种人格大多数都是表里不一，所以性格比较难以捉摸，且多疑。

我们的文化是非常博大精深的，其实京剧里面的白脸曹操，确实反映了曹操的性格和中医对一些生理病理的研究，所以一个人如果脸白舌红，那很可能就是多疑性格的人，这类人会有什么坏处呢？那就是很容易上火！

☯ 阳郁产生的原因

阳气郁结产生的原因主要就是肝气郁结，也就是肝主疏泄的功能没有彻底发挥出来，导致阳气在人体内长时间出不来，所以阳气郁结了。

阳气郁结的人，除了比较容易怀疑人以外，还会有胸胁苦满的现象，也有便秘的时候，最关键的是可能会有瘀血，且这种瘀血还不是简单地活血化瘀就能彻底解决的，需要在疏肝理气的基础上再活血化瘀。

所以，阳气郁结，大多数情况都是伴随着气滞血瘀，这种人稍微吃点热性的食物，比如烧烤，比如补阳药，那就很容易上火。还有的人会出现咽喉不适，治疗的时候还需要考虑如何清肺热。

☯ 防治阳气郁结的方法

阳气郁结，一般考虑疏肝理气就可以了，在预防或者治疗这类疾病的时候，可以考虑两个名方，一个是逍遥散，主要由柴胡、白芍、当归、茯苓、白术、甘草等药物组成，除了疏肝理气之外，还有养肝护肝、开脾健胃的药物，所以总体来说搭配比较完美。

另外一个就是著名的经方四逆散，这个药基本上与逍遥散同理，只不过理气的效果比较好，对于肝气郁结较严重的患者，疗效更好。

所以，如果身边有人经常疑神疑鬼，经常吃点热性的药物就上火，就可以考虑这两个方，对于饮食、睡眠、性格、脾气都有改善。

除了肝气郁结导致的上火，还有另外一种上火也跟肝气郁结相关，但是主要原因又有所不同，这种上火就是因为便秘导致的，怎么办呢？且听下文分解！

☯ 只吃不拉，这种上火很恼火，橘子皮就能解决

在临床上，我最怕治疗的就是一些经常性拉稀的患者，这类患者存在一种通病，那就是脾胃不好治疗，但是在我找到了一种方法之后，治疗好了，还没等大家高兴呢，患者嘴肿着说，大夫不知道怎么了，这几天牙痛！

这就是典型的进补上火，就是典型的便秘导致的上火。因为我们知道，肠胃是"以通为顺"，是通降的，所以能够拉出大便是顺，是正常的，拉不出来就是不正常的，就是逆。当一个人经常腹泻的时候，就是通降太过了，此时我们通过一定的思路去治疗，比如用一些温阳的药物，或者用一些收涩的药物，治疗好了之后，患者的大便是正常了，但是人也上火了。

其实，这就是因为患者平时习惯于拉稀，肠胃通降过度，脏腑气血虚弱而涩滞，若突然温补收涩太过，药效不能输布，郁于局部，气有余就是火，于是就上火了。补不可骤，补中寓通，即可。

1. 便秘上火，是最常见的原因

很多人吃点烧烤，或者平白无故就会上火，但是都不知道什么原因，其实这种上火就是因为突然间的大便干硬，从原来的正常，发现三四天不上厕所了，就上火了。

导致这种上火的原因有很多，比如随着季节的变化，每年的秋季开始干燥，干燥的时候就同时面临着便秘，不少人就会出现面部长痘多，这种就是上火。

有的人，吃点稍微温热的东西就会上火，比如烤肉，因为烧烤本身就是充满火气的食物，也会导致上火现象，此时往往也会便秘。那么这种便秘如何来防范呢？

2.吃陈皮茶可以防治便秘

出现便秘表面上是气盛，是因为火气旺盛，但是关键的还是有气血的凝滞，所以吃点陈皮泡水喝，效果就很不错。南方人喜欢喝陈皮茶，或者食物里面放点陈皮，其实是有原因的，因为陈皮可以防治上火。

《本草备要》说陈皮"辛能散，苦能燥、能泻，温能补、能和。同补药则补，泻药则泻，升药则升，降药则降"，陈皮的作用可以说是非常之多，用中医最常用的一个词语来说，就是"和"，这个跟我们熟知的甘草还不一样，不过陈皮与甘草有个搭配，叫作二贤散。

《泊宅编》记载：莫强中，食已辄胸满不下，百治不效。偶家人合橘皮汤，尝之似有味，连日饮之。一日坐厅事，觉胸中有物坠下，目瞪汗濡，大惊扶归，腹疼痛，下数块如铁弹，臭不可闻，自此胸次廓然。盖脾之冷积也，半年服药不知，功乃在橘皮。方用橘皮一斤，甘草、盐各四两，煮干点服，名二贤散。蒸饼丸，名润下丸。治痰特有验。

所以，陈皮是可以用来化痰的，还可以用来治疗便秘的，对于绝大多数的人来说，便秘导致上火，陈皮一味就可以缓解，甚至治愈。不过，陈皮也有禁忌，因为陈皮多服久服，损人元气。陈皮上有白络，入补养药则留白络，入下气消痰药则去白络。好的陈皮，是放了几年的老陈皮，而不是刚做出来的新陈皮。

☯ 喝茶也能解决上火问题，但是这类人少喝

上火是日常常见的问题，所以能够缓解上火的食物，都可以成为我们日常的选项，这也是我们缓解衰老的一个手段。为何？我们前期一直在说，人体的衰老其实是自然的，但是导致衰老的根本原因是肾虚、经络不通和失眠，所以凡是可以缓解这些现象的食物、药物都是可以缓解衰老的。

比如我们所说的茶叶，就是一个比较神奇的东西，但是绝大多数人都没有用对，所以会出现很多人吃茶吃到身体受不了，但是还是一味喝茶。

1. 茶的功效

茶本身是好东西，古代农民干活干累了，或者流汗太多，就必须补充液体，但如果纯粹补充水的话还不够，此时就可考虑用一些茶叶。

茶性多凉，清热解渴，生津除烦。炎炎夏日，田间劳作，很容易导致心烦意乱，一壶清茶，快乐似神仙。

因为茶的凉性，所以一般宜热饮，很多茶凉着喝可能会出现问题。

有一些人因为内热出现上火，喝茶是可以很快缓解的，但是问题又出现了，因为茶叶多是凉性的，喝太多之后很多人是受不了的，会出现很多不良反应，有的是脾胃虚寒出现腹泻，有的是出现宫寒，有的是出现肾虚。

比如，有的人喝点茶就会出现腹泻现象，喝茶后一个小时就要上几次厕所，这类人是不适合喝茶的。究竟什么样体质的人才适合喝茶呢？

2. 火太过体质的人适合喝茶

水不及体质的对立面就是火太过，土太过，但是它们之间有着非常大的区别，不能一概而论。

火太过体质的人经常会熬夜，经常会有便秘现象，面部红红的，还有经常口渴，这类人就是适合喝茶的。

一般来说，火太过体质者，多属于外向型性格，所以朋友比较多，也偏向于喜欢文化人，所以这类人就最容易聚在一起，斯斯文文谈天，这个也是喝茶的来源，古代的士大夫要参禅，必须清心寡欲，就会三天两头在一起，聊聊天，喝喝茶。

还有一类人，平时容易口干，口渴，但是喝茶又会不舒服，比如胃不适，那该怎么办呢？

☯ 脾胃虚，导致口渴的一个根源

导致口渴的问题有很多，绝大多数都是因为火气旺，所以喝茶不仅可以降低上火的概率，还能缓解口渴。不过，有一类疾病，虽然也很容易导致上火，口渴，但喝茶不但不会减轻，还会加重，这类口渴就是我们熟知的脾胃虚所致。

1. 脾胃虚导致口渴

绝大多数口渴都是与火气相关的，但是有一部分顽固的口渴其实是跟脾胃虚有关，比如很多人腹泻之后，虽然没有明显的寒热现象，但也会出现口渴，这类就是脾胃虚导致的。中医认为，人体的津液主要来自肠胃，所以《灵枢》里面对十二经络的定义之中，就有小肠主液所生病，大肠主津所生病，大肠和小肠的功能可以与脾胃系统的功能挂钩，所以对于口渴，很多时候就可以调理脾胃。

2. 治糖尿病口渴，主要就是调理脾胃

糖尿病会有口渴的现象，出现消渴症状的可能性有很多，比如气阴两虚就是最常见的，通常情况下我们会用含有黄芪、白术、葛根的方剂治疗，此时就是通过调理脾胃来达到治疗的效果。

另外，不少人还有脾虚胃实，所以此时就不能简单地使用补气的药物，而是要补泄兼施，这就是我们要介绍的方剂，专门针对那些喝茶也解决不了上火的人。

这个方就是半夏泻心汤，针对的就是本身就有脾胃虚，此时又中焦有热，所以患者会比较想喝茶，但喝进去之后，发现脾更虚了，所以有的时候大便不成形，但口渴还是存在。

这类人有的时候还会出现上火现象，甚至不少情况下还会失眠，聪明的人自然而然就会戒掉茶，不喝茶，不过还是不能彻底解决问题。

很多上火都是与脾胃有关，因为脾胃代表的是土，土如果足够强大，就会阻碍火发出来，因为土本身可以晦火，即可以把火给收藏起来。所以，如果你出现了失眠，脾胃不好，吃不下饭，还有腹胀的现象，不妨考虑一下半夏泻心汤！

☯ 五运六气指导治膀胱癌转肺癌一例（水不及体质）

癌症一直以来都是学术界难以搞定的疾病，即使可以缓解症状，也很难彻底治愈，当年我考研其中最主要的原因就是看到了中医治疗癌症的疗效，在近十年的临床之中，也接触过不少癌症患者，有些治疗也获效了，但是真正彻底治愈的并没有。但是，对疾病就应这样，明知不可为而为之，人的一生注定要有一死，只是这个一死有的时候会比较轻松，有的时候会比较痛苦，我们能够做的就是让死亡来得缓慢一些，让死亡来得比较轻松，而不是那么痛苦。

在我个人的医疗实践中，发现有时看病需要缘分，下面我要介绍的一个肺癌案例其实就是一个参加过我们经方培训班和易道春秋培训的学员的家属，具体的初诊时间是 2020 年 9 月份。

患者出生于 1946 年阴历 5 月 17 日，阳历 6 月 16 日，按照五运六气的规律，这一年是丙戌年，甲午月，辛酉日，水太过，但是主运是火不及，客运是木太过，主气是太阴湿土，客气是太阳寒水，所以从这个点看，貌似没有太大的五行不平衡；不过按照正经五行来说，这是典型水不及体质，所以才会出现膀胱癌。但是，因为合化的五行与正经五行之间存在着出入，所以较为复杂，这个在后面的诊疗中我们将进行解释。

宋某，75岁，10年前肾病综合征合并膀胱癌（鳞状癌），最近半年反复感冒几次，输液后一段时间没食欲，最近一次输液后起了湿疹，经检查为肺鳞状癌，精神萎靡，身体消瘦，倦怠乏力，心情郁闷，肌肤甲错，指甲糙厚白，腹部塌陷无压痛，中府有压痛，夜尿多，怕冷，大便不畅，没食欲，强吃则呕，右寸脉沉无力，咳嗽，有痰白黏，口中黏，有胸闷气短。

可以看到，患者出现的问题其实是比较明显的肺表的问题，但是在脉象上反而有右寸脉比较沉，而且还无力，这种情况是比较典型的肺癌，也就是不仅仅是肺表的问题，还有肺脏深层的问题。根据这个表现，还有当时的气候特点，合参出方。因为时间是2020年9月20日以后，此时最重要的运气特点是客运火太过，客气少阳相火，所以火刑金的特色比较明显，给出的方剂是：

柴胡10克，前胡10克，羌活15克，独活10克，桔梗10克，枳壳10克，人参9克，沙参15克，川芎15克，茯苓20克，远志10克。

乍一看，大家都猜出来了，这个就是我经常推荐给大家的人参败毒散加减。这个方患者吃下去之后，感觉非常烧心，胃口稍微变好一点。因为患者一开始来求助的原因就是吃不下饭，有厌食倾向，所以我给出这个方，患者服后虽然出现了一些不良反应，但是我还是坚持让患者继续服用。

服用到了第三天，症状发生了改变，患者女儿描述：首先改善的是咳痰，明显见好，现在微咳痰色白，食欲也行，大便可，畏寒怕冷严重，周身瘙痒夜间加重，前胸两胁有勒紧不适感，右寸沉取比原来有力，有点心肝郁闷。

中间又开了一次药，药方与上方基本一样，稍微加入了杏仁、干姜等温药。服用三天之后，患者女儿的反馈：今天刚回去看了，又见好，食欲可，大便可，两日一行，夜尿，畏寒怕冷，小腿部瘙痒，前胸部牵引不适，我嫂子说前几日排了几天恶臭便，思维逻辑也比原来清晰，请医生告知照前方再吃还是改方。其后我重新填写了问诊单，改变方剂。

10月15日，患者再次复诊，复诊：畏寒怕冷，前胸部牵扯勒紧不适感，小腿部瘙痒，夜尿，大便两天一次，大便臭，食欲可，精神逻辑清晰，右寸脉比原来有力。依然有手脚冰凉，所以我给出的方剂如下：

在原方的基础上，加入了黑顺片、当归、黄芪，其实就是人参败毒散加杏仁、干姜、黄芪、当归、黑顺片，嘱咐服用7天。

其中有一段时间患者没有继续吃药。其实，按照患者家属提供的四诊资料，这个是典型的少阴病，所以在治疗的时候我还是加入了黑顺片，有点四逆汤的意思，但是因为现在网络或者现实开方对于制附片的限制，所以用量是有限的。

10月29日，经过一段时间之后，患者又来复诊，估计是一段时间不吃药之后，发现身体反应又出来了，刻下：患者身体消瘦，乏力倦怠，精神不佳，时时悲泣，睡眠可，无食欲，大便难，夜尿多，还是瘙痒，似咳嗽非咳嗽，唾液多，右寸沉，右关脉沉细，右尺还行，左右沉取无力，左寸关细。大便干硬，总感觉拉不完，舌质红，苔白：

开方：炒白术15克，炒枳壳10克，干姜15克，红参10克，炙甘草10克，荷叶15克，肉苁蓉15克。嘱咐服用7天。

考虑到前期服用人参败毒散已经将近20天，其实对于不少表证患者来说，已经足够了，解表完毕，接下来就是治疗里证了。因为有大便干，怕冷现象没有那么严重，舌质还有点红，所以考虑是阳气郁了，改上方。

吃完七天药物之后，患者胃口变好，睡眠还行，夜尿，大便改善，咳嗽，咯微白痰，怕冷严重，精神不太好。前胸勒紧感减轻，经常郁闷，胸闷气短，根据情况改下方：

11月7日开方：桂枝15克，干姜15克，牡蛎10克，黄芩10克，柴胡10克，枳壳10克，炙甘草10克，大枣10克，肉桂10克，红参10克。

还是服用七天。

这个患者的情况就是这么复杂，我们若使用制附子之类的温阳药物，患者会比较快地改善，但是阳气稍微强旺一点，就会表现出阳气郁的现象，就得用四逆散之类理气的药物，不过理气的方剂往往还有泄的功能，患者又会表现为虚的一面，此时就要回归扶阳，两者之间来回变换。

患者有问题就服用药物解决问题，症状一直在改善，这个倒是非常欣慰的，至于能否在短时间内治愈，那个比较难，但是我相信，只要一直不出错，一直辨证治疗，虽然是癌症患者，也能使之获得较好的生活质量，使其能够生活正常。

前面说了那么多，但五运六气为什么可以用来指导治疗肺癌，为什么患者的肺癌在 2020 年变重，而且在秋季来临之后变得异常严重，下面设问回答。

问题一：为什么在 2020 年加重，并且在秋季确诊？

2020 年是肺病多发的年份，所以这一年的疫情一直下不去，一直在传播。同样，不少本来肺部没有不适的患者，在这一年也很容易出现问题，所以我们要看到气候对一个人的影响，这是为什么呢？其实，主要还是因为 2020 年的司天之气是少阴君火，君火可以克害肺金，所以不管是上半年，还是下半年，都会有肺病患者。

秋季来临，很多患者出现了肺部问题，主要原因还是客运火太过，客气少阳相火。其实，患者一开始找我看的时候，主要就是为了治疗便秘，当时已经找了很多医生看，就是看不好，所以我就给开了一个大柴胡汤，在服用大柴胡汤之后，疗效也并不是很明显，所以患者进医院检查，最后发现是肺癌。

问题二：治疗肺癌为什么用人参败毒散？

可能很多人会奇怪，治癌症怎么可以用发表的药物呢？事实上，这个患者肯定会有表证，因为经常感冒，表证一般都是会有的，或多或少。我们在治疗疾病的时候，不管是什么疾病，首先就是看是否有表证，如果有表证，则先解表，解表之后再关注脾胃，关注中焦，然后才是针对其他的问题。

所以，让患者吃人参败毒散，患者虽然前期会有不适，但是吃药之后，表证解开了，所以很多症状都改善了，不过此时已经解表了，所以后面就不能再用人参败毒散了，毕竟人参败毒散还是偏向于泄的方剂，长期服用会导致气虚，此时我们就改用治疗中焦为主的方剂。

问题三：解决中焦问题，为什么不使用半夏泻心汤，而是用枳术丸？

脾胃弱，是患者的一个特点，特别是还有便秘的症状时，所以要使用一些补脾胃的药物，但是我们为什么没有用最常使用的半夏泻心汤呢？其实主要还是跟半夏泻心汤的作用部位有关系，半夏泻心汤的作用部位就是心下，其实就是胃部，但是患者的问题是胸，不是胃。不过同时也有胃的问题，所以就使用了枳术丸加减。

问题四：患者是什么体质？为什么在 2020 年发病？

从患者发病的时间来看，早期有明显的肝气郁结倾向，而且到了后面主要的问题一直是身体寒冷，四肢冰凉，所以应该从水不及这个角度加以考虑。

患者过去有癌症病史，在 2020 年发病，开始的表现是肝气郁结，左关脉滑而大，但是检测之后却发现了肺癌，此时刚好逢庚子年，这个年份是很明显的金水旺的年份。不过，从五运六气的角度来说，则是金太过导致的，所以我们在开方的时候，始终要考虑维护肝胆的疏泄功能，不管是开始的大柴胡汤还是后来的人参败毒散，都是从肝胆受到抑制的角度来考虑的。

因为 2020 年是庚子年，患者属于水不及体质，从正经五行来说，子属于水，此时还可以挽救一些，所以在用药的时候，效果还是很不错的。